陆雅坤 / 主编

抗氧化

江西科学技术出版社

目 录
CONTENTS

天然抗氧化剂，
清除多余自由基

简单有效的
日常抗氧化方案

抗氧化食物这样做

美肤计划：
肌肤如何抗氧化

让身体老化、
疾病缠身的健康杀手！

现代医学诞生之前，人类的平均寿命不到 30 岁。随着医疗水平的逐渐提高，人类的预期平均寿命达到了 70 ～ 80 岁。如果没有疾病、外伤等影响，很多人可以实现长寿的愿望。然而，一个不得不面对的事实是，没有人可以不衰老。

老人一直被视为智慧、经验与成熟的象征，备受尊崇。中国有"家有一老，如有一宝"的俗语；在 17 世纪的欧洲，还兴起了一股流行风潮，男人们把假发涂成灰白色戴在头上，只是为了让自己看起来更老一些。

现如今，人们似乎对"老"多了一层恐惧的心理。在人际交往中，"老"被当成了贬义词：两人见面的时候，如果一个人说另一个人"很年轻"，会被当作"夸奖"；而如果说对方老了，要么会被认为是故意挑衅，要么会被批评"太不懂事了"。

那么，衰老究竟是怎么一回事，以至于人们都不愿意甚至不敢面对？面对身体的老化，我们真的束手无策吗？

花再多钱保养，你可能都没明白抗衰老的底层逻辑

对于什么是"衰老"，不同学科给出的答案并不唯一。

从生物学的角度来看，衰老是随着时间推移而自然发生的，身体机能的衰退是无法阻挡的自然现象。从生理学的角度来看，每个个体都会经历出生、发育、成长、衰老，直到死亡，这是生命的完整历程。再把视线转移到病理学，病理学家们会说，当人的身体出现了应激、劳损、损伤和感染，以及免疫反应衰退、营养失调等状况时，就表明它正在老化。

⊙ 一个可怕的问题：你什么时候觉得自己老了？

杜拉斯的《情人》开篇第一句就是"我已经老了"，短短五个字，简单又直白。"衰老的过程是冷酷无情的。我眼看着衰老在我颜面上步步紧逼，一点点侵蚀，我的面容各有关部位也发生了变化，

两眼变得越来越大，目光变得凄切无神，嘴变得更加固定僵化，额上被刻满了深深的裂痕。"再漂亮的花也会经历发芽、破土、盛开再到逐渐枯萎的过程，人也一样。

其实，不同的人，对于衰老的感知是不一样的。有的人看到眼角冒出来的细纹，会惊叹"怎么突然老了"；有的人会在自己疲惫不堪的时候感知到时间的流逝和身体的老化；还有人的"衰老"体现在心态上……

以下这些不同的"衰老症状"，你中了几条？

⊙ 脸上的细纹越来越多，纹路越来越深。

⊙ 皮肤渐渐松弛，下颌的轮廓越来越模糊。

⊙ 头发逐渐稀疏，再怎么拼命挽留，也阻挡不住发际线后移的脚步。

⊙ 身体不知不觉地发福，新陈代谢明显变慢了。

⊙ 以前可以一口气爬上五楼，现在爬到二三楼就感觉累得不行。

⊙ 偶尔熬个夜，心脏"呯呯呯"地跳个不停，接下来好几天都缓不过劲儿来。

⊙ 夜尿增多，睡不踏实，一晚上要起来好几次。

⊙ 记性越来越差，有时候会突然忘了自己原本要做什么事情。

⊙ 越来越疲于社交，开始频繁地说"好的""没事""都可以"……

⊙ 不同的器官，老化进程各不相同

当我们拿到体检报告时，如果看到有几项指标不正常，有的人就觉得自己患病了，为此担惊受怕。其实，有些指标的变化是身体老化的正常体现。

人自出生以来，身体里的每个器官都是有"保质期"的。随着时间的推移，这些器官会慢慢地衰老。不同的器官和组织，老化的进程各不相同。我们身体里的器官和组织会先后开始老化，一开始它们的改变还不显山不露水，但是积累到了一定程度，就会变得明显起来。

大概从 20 岁开始，我们大脑的神经细胞开始减少。35 岁时，大脑的认知功能达到巅峰，接着便开始走下坡路，记忆力、思考力、逻辑力及其他功能都会受到影响。

在 20 岁之前，我们的肺部处于生长期。到了 20~25 岁，肺部会达到最佳状态，这也是短跑运动员的职业生涯巅峰往往出现在这一年龄段的原因。从 25 岁开始，人的肺活量会缓慢下降。40 岁时，一些人连走路都会气喘吁吁。这是肺功能变弱引起的，表明肺部衰老了。

皮肤的衰老也是从 25 岁左右开始的，届时，身体合成胶原蛋白的速度放缓，细纹就出现了。皮肤衰老的迹象在 35 岁左右会更加明显。

从 30 岁开始，头皮及头发也会逐渐显现老化的征兆，具体表现为头发干枯、失去光泽，脱发或者是白发增多。

眼睛的衰老从 40 岁开始，到那时，其聚焦能力逐渐下降，"心灵的窗户"就像被蒙上了一层云雾，会出现"老花眼"。远视眼是很多中年人的标志性特征。与此同时，牙齿也会在 40 岁后出现明显松动，这是牙齿开始老化的表现。

随着我们的身体机能日益减弱，血管逐渐失去弹性，动脉也可能变硬或者变得阻塞，心脏向全身输送血液的效率就会降低，心脏功能开始减退，容易引起心慌、胸闷气短、心绞痛等症状。

从 50 岁开始，我们憋尿的能力变差，消化功能下降，这都是正常的自然现象，这意味着我们的肾脏、肠道都开始衰老了。而在全身各种器官和组织中，唯一能挑战老化进程的器官就属肝脏了。肝细胞的再生能力非常强大，如果一个人没有肝脏疾病，能杜绝饮酒、抽烟等不良生活习惯，即使到了 70 岁，肝功能也不输 20 岁的年轻人。

⊙ 追本溯源，揭示抗衰老的底层逻辑

"衰老"是由各种各样的原因促成的。不过归纳起来，这些原因可以分为两类：一是外因，如紫外线引起体内的 DNA 损伤、炎症反应等；二是内因，如遗传、内分泌等。内因是先天的，外因则是影响衰老进程的主要原因。

实际上，在第一道皱纹出现之前，我们的身体已经遭受了很多看不见的攻击和损伤。到底这一看不见的攻击和损伤是什么呢？就是——氧化。在一呼一吸之间，氧气通过鼻子进入肺，这样一来，我

们的肺里充满了富含氧气的空气。血液在流经肺泡时，静脉血会转化为富含氧的动脉血；氧附着在血红蛋白上，通过血液循环系统，被运输到身体各处的细胞中，参与细胞的新陈代谢并产生能量和生命力。这个过程就叫做氧化。

的确，氧为我们提供了维持生存必需的能量。然而，任何事物都有两面性，氧化既有好的一面，又有不好的一面，人的疾病和衰老，就与氧化有关。

为什么人类赖以生存的氧会给人体带来伤害呢？因为氧的化学特性十分活泼，能够"氧化"临近的分子，使物质的性质发生改变。体内过多的氧化会引起细胞损伤，除了加速衰老之外，还有可能导致细胞变异、发炎，诱发多种慢性病，如糖尿病、动脉硬化、癌症等。而这些疾病的发作，又进一步促进了身体内的氧化反应，形成恶性循环。这就如同推倒了多米诺骨牌，发生连锁反应，让人避之不及。

可见，人到了一定年龄，如果想延缓衰老、抵抗疾病，必须将抗氧化提上日程。

2 身体每时每刻都在发生氧化反应

　　地球上的生命是怎么形成的？对于这一问题，至今没有定论。在关于生命起源的诸多假说中，最为人们普遍接受的，是化学起源说。这一假说认为，低洼的原始海洋中聚集了许许多多基本化学物质，这为生命的形成提供了基本的条件。在紫外线、闪电、火山喷发等影响下，这些基本化学物质开始了从无机物向有机生命的演化。1953年，美国芝加哥大学的研究生米勒在其导师尤利的指导下，进行了著名的米勒实验，印证了这一观点，即生命很可能起源于化学。

　　在地球上，已知稳定的天然化学元素有 92 种。人类作为地球的一员，在漫长的进化过程中必然与周围的环境发生相互作用，有选择地从环境中吸收化学元素。这样的结果就是，地球上存在的元素几乎都可以在人体中找到。也可以说，化学元素组成了人体中重要的生命物质，人体本身就是一个复杂的化工厂，其中进行着众多的化学反应。

⊙ 无时无刻不发生的氧化反应

我们经常可以在电影里看到一种夸张的场面：当男/女主角志得意满地朝银幕走过来时，身后却突然出现一个明亮的火球——可能是一栋高楼、一辆汽车或者其他什么东西爆炸了，这个火球会迅速变大，直至"嘭"的一声，火光充满了整个银幕。

爆炸是可燃物在有限空间里发生的剧烈的氧化反应。在电影中，精彩的爆炸场面通常会以慢镜头的形式来展现。生活中还有很多其他的氧化反应，如一串青涩的香蕉慢慢生出棕色斑点，一块暴露在室外的铁片逐渐长满铁锈，或者是一棵倒下的树渐渐腐烂。这些氧化现象与爆炸有明显的不同：爆炸往往是在一瞬间发生的，而大多数氧化反应，如香蕉过熟、铁片生锈和树木腐烂等，则需要耗时数日或是数年。

正如自然界中的大多数物质会发生氧化反应一样，人体也会"生锈"。地球作为太阳系中唯一的宜居地，充满了氧气，被认为是碳基生物的乐园。离开氧气，多数生物恐怕撑不过几分钟，尤其是人类。当我们自由地呼吸着氧气时，体内无时无刻不在发生氧化反应。

⊙ 身体里的氧化反应

为什么我们的脸上会长出皱纹？为什么我们的记忆力会越来越差？为什么随着年龄的增长，我们的身体器官会出现各种各样的故障？这一切都与身体里的氧化反应有关系。通过哪些迹象可以发现身体里的氧化反应呢？可以看看下面这些例子。

·皮肤的老化

皮肤的老化分为自然老化和光老化。自然老化是指皮肤伴随着身体的老化而老化，光老化则是由紫外线造成的。无论是哪一种老化，都少不了氧化反应的作用。

氧化反应加速自然老化

在自然老化的过程中，皮肤表皮层和真皮层的细胞会慢慢减少，厚度逐渐变薄，如此一来，外在的表现就是细纹逐渐增多。按理说，自然老化的过程是十分缓慢的，但在现代社会中，各种不良生活习惯会加速皮肤自然老化的进程，其中最明显的就是熬夜。

在现代社会，熬夜已经是很多人习以为常的"生存技能"了：有的人迫于工作的压力不得不沦为无奈的"加班狗"；有的人奉行"越夜越美丽"的生活原则，认为熬的不是夜而是自由，要么沉迷于丰富的夜生活，要么独自享受无人打扰的宁静时光。殊不知，熬夜一时爽，皮肤却很惨。无论是被动熬夜，还是主动熬夜，都会加速皮肤自然老化的进程。

熬夜之后，皮肤里的氧化反应会明显增强。2020年6月，美国哈佛大学医学院德拉加纳·罗古利亚（Dragana Rogulja）教授带领的团队在全球顶级期刊《细胞》上发表了一项重磅研究成果，他们发现，睡眠不足会导致果蝇和小鼠体内的氧自由基（ROS）积累以及随之而来的氧化应激。

形象一点来说，氧自由基就是一群"熊孩子"，它们在表皮和真皮里肆意蹦跳，损伤胶原，诱发炎症反应。这也是有些人一旦熬夜脸上的皮炎就明显加重的原因。

氧化反应还是光老化的元凶

对人类来说，阳光是至关重要的。生命离不开阳光。然而，凡事有利也有弊，长时间的光照和暴晒会对人的皮肤造成极大的伤害。

由太阳光的照射而引起的皮肤老化称为"光老化"。过度的光照会促进表皮和真皮中的氧化反应，产生更多的氧自由基，不但会诱发炎症，还会侵害皮肤下层胶原蛋白，导致肌肤流失大量水分，变得干燥粗糙，布满皱纹。

• 黑色素的形成，皮肤失去光泽

俗话说，一白遮三丑。很多人都梦想拥有白皙光滑的皮肤，可在现实生活中，始终保持肌肤的白皙和年轻态似乎是一件困难的事情。我们的皮肤不但会随着时间逐渐老化，还会变得更加容易沉淀黑色素，变得暗沉，失去光泽。之所以会这样，都是氧化反应惹的祸。

表皮层是皮肤的"外衣"，其中主要的细胞就是角朊细胞，角朊细胞又叫角质形成细胞，约占表皮细胞的80%。而在表皮的基底层，还有一种特殊的细胞，即黑色素细胞，它的主要功能是制造黑色素。黑色素的形成就是一种氧化反应——外界刺激（尤其是紫外线）激活皮肤中的酪氨酸酶，在酪氨酸酶的催化作用下，血液中的酪氨酸发生氧化反应，产生多巴醌，释放黑色素。

黑色素虽然可以遮挡和吸收皮肤表面的紫外线，保护皮下组织免受损伤，但是也会对肌肤的颜色带来很大的影响。生成的黑色素越多，皮肤就越黝黑；反之，皮肤越白皙。

· 磕碰之后出现的瘀青

我们的皮肤十分脆弱，有时候随便磕碰一下就有可能使皮肤表面出现瘀青，这也是体内氧化反应的表现之一。

当我们不小心撞到床角或其他物体时，由于撞击发生得太突然，身体里的血小板和凝血因子来不及反应，血液从毛细血管里跑了出来，没等输送到其他地方，就被困在皮下组织里，形成了瘀血。

刚开始，磕碰受伤的部位是红肿的，为什么后来会变成青一块紫一块的瘀青呢？这是因为血液里的血红素被氧化成了青色的胆绿素，随后，胆绿素代谢转化成橙黄色的胆红素，也就是我们见到的瘀青。

· 脱发

当我们和朋友聊天的时候，可能经常听到这样的对话：

⊙ "你的头发太好了吧？又多又亮！"
⊙ "是啊，我很少掉头发。"
⊙ "真羡慕你！我经常掉头发，有时候一天会掉一大把呢！"
⊙ "你们这算什么？没看到我的发际线都后移了吗？……"

一般来说，正常人平均每天会脱落 50～100 根头发。不过，我们在掉头发的同时，也会长出新的头发，这样就可以基本保持头发的总量不变，因此少量掉发是不必恐慌的。然而，如果掉发量超过了正常标准，就需要引起重视了。

怎么判断自己是不是在脱发呢？看看下面这些问题中，有几条是符合你的。

⊙ 找出几年前的照片，和镜子中的自己对比一下，额头有没有变得更大一些？

⊙ 头皮是不是越来越容易出油了？

⊙ 每天起床后，枕头上是否会留下头发？

⊙ 洗完澡后，下水道口是否残留了超过 60 根头发？

⊙ 父母或祖父母是否有头发稀少的问题？

⊙ 发际线有没有后移？

⊙ 用手从发根捋到发梢，会不会扯掉七八根头发？

若有 3 个（或者 3 个以上）问题的答案都是肯定的，那么就表示你很有可能遭遇"脱发危机"了。可是为什么人会脱发呢？除了基因和内分泌失调等原因之外，大部分脱发都是因为头皮的氧化反应。

如果把头皮比作土壤，头发就是生长在土壤上的草丛，一旦土壤贫瘠、失去活力，就容易寸草不生。除了不可抗拒的自然衰老规律会让头皮的活力越来越差之外，氧化也是参与头皮老化的重要因素之一。

头皮也是皮肤的一部分，只是比别处皮肤多一点毛发而已。头皮也有表皮层和真皮层，还有皮脂腺。皮脂腺可以产生脂类，也就是我们俗话说的"出油"。皮脂腺分泌的油脂经过氧化会产生氧自由基。氧自由基就像导弹一样，会破坏头皮毛囊的健康，导致毛囊萎缩，引发炎症和脱发现象。

SECTION 3 不安分的自由基是"万病之源"

说起自由基，相信很多人都听过这个词语，并不会觉得陌生。前文中也提到了"氧自由基"，它和自由基是同一种物质吗？自由基和氧化反应有什么关系？现在我们来一一解答这些问题。

⊙ 自由基到底是什么

我们都知道，在微观世界中，原子是由原子核和外层的电子组成的。正常情况下，在原子内部，成对的电子沿着一定轨道围绕原子核快速地旋转着。在一定条件下，原子失去一个电子，就变成了"自由基"。

失去了电子的原子，其结构不再稳定，因此变得"没有安全感"，就会去找别的分子抢夺电子。被抢夺了电子的分子没有办法，只好继续祸害别的分子，这就像施了魔咒一样，产生一种"多米诺骨牌"式的破坏力，形成不可逆的链式反应。

⊙ 每个人的身体都免不了产生自由基

人每天都会吃各种各样的食物，这些食物经过消化管道来到身体内部，其中包含的营养成分（如蛋白质、糖、脂肪等）也一并被身体吸收。经过一系列化学变化，这些营养成分会重新组合，转变为新的有机物和能量。把吃进去的东西变成人体的一部分，这叫"同化作用"。

同时，人体内旧的组织成分会不断被分解，变成废物排出体外。像这样消耗身体内的东西来获取能量的过程，称为"异化作用"。

同化作用和异化作用，这两个同时进行的相反过程组成了我们人体的新陈代谢活动。身体进行新陈代谢时，需要大量的氧气来分解养分，在这个过程中，自由基就产生了。人体中产生的大部分自由基都来自氧，它们被称为氧自由基。

当构成物质的原子失去一个电子时，会发生氧化反应；当原子从外界俘获一个电子时，会发生还原反应。自由基的个性极不安分，很容易引起氧化反应或还原反应，由此影响着人类的健康。

⊙ 自由基对人类意味着什么

在一般情况下，生命活动离不开自由基，它是我们人类维持正常的生理机能所必不可少的。我们的身体时时刻刻都在进行生命活动，从里到外，都需要能量，而自由基就是负责传递能量的搬运工。如果自由基被封闭在细胞里，无法到处乱窜，它们就不会对生命造成有害的影响。

但是，一旦身体的平衡被打破了，产生过多的自由基而无法清除，生命的正常运转秩序就会被破坏，疾病可能会随之而来。

过多的自由基对人体的影响主要有以下几个方面：

⊙ 破坏细胞膜，干扰细胞的新陈代谢。

⊙ 削弱细胞的抵抗力，增加身体被细菌入侵感染的风险。

⊙ 阻碍细胞的正常发展，损害细胞的复原功能。

⊙ 破坏细胞的组织和结构，扰乱细胞的运作及再生功能。

⊙ 影响体内系统的正常运作，形成恶性循环，其连锁反应可危害全身。

自由基的首要攻击目标就是细胞膜。细胞膜是细胞表面的一层薄膜，在整个细胞系统中，相当于"守门员"，它不但可以有效控制水分及其他各种物质进出，还可以调控细胞代谢、具有免疫功能。然而，细胞膜的化学结构十分松散，极富弹性和柔韧性，因此，它的电子也很容易丢失。一旦被夺走电子，细胞膜就会失去弹性和保护细胞的正常功能。自由基由此长驱直入，进而攻击细胞核，导致细胞严重受损。更为严重的是，自由基可以破坏基因的分子结构，致使整个生命系统混乱，引发多种疾病。对人类来说，自由基是最隐蔽、最具杀伤力的敌人。

⊙ 造成自由基过量的因素

·环境因素：大气污染、紫外线等

人是环境的产物，周围的环境为我们提供了维持生命活动所必需的氧气、水分和食物。正因为如此，如果环境中出现某些不利因素，人类的健康也会受到损害。我们体内自由基的增多与环境的恶化密不可分。

我们赖以生存的环境正在一天天地恶化：臭氧空洞不断扩大、温室气体一天天增多、地球的温度逐年上升、森林和植被越来越少、空气越来越污浊……当人类在因为快速发展而沾沾自喜的时候，地球却颤颤巍巍地发出了求救信号：我生病了。

地球生病，又怎么会不累及它哺育的儿女呢？大气污染就是导致我们体内自由基过量的主要原因之一。被污染的大气中含有臭氧、二氧化氮、二氧化硫和多种碳氢化合物等物质，它们都能显著增加人体内自由基的数量。我们每天暴露在这些有毒物质中，健康会受到严重威胁。

紫外线也是自由基的生成加速器。有研究表明，过多的紫外线会增加人体皮肤中的自由基，增加罹患皮肤癌的风险。

·生活方式因素：吸烟、压力过大、缺乏运动或运动过量等

吸烟有害健康，这一点人人皆知。香烟的烟雾中含有多种毒素，当它们被吸入体内后，会增加身体的氧化压力，促使肺部及身体各

部分产生更多的自由基。

现代人的生活中，交织着经济、工作、情感等各方面的压力，一旦人的精神压力太大、过度紧张或过度兴奋时，体内就会分泌一些激素（如肾上腺素、去甲肾上腺素等），而在分泌激素的过程中，大量自由基就趁机冒了出来。

有的人不爱运动，身体缺乏抵抗力，给了自由基乘虚而入的机会；有的人运动过度，导致身体的抗氧化能力下降，体内自由基的数量就会增加。

·膳食因素：不健康的饮食习惯、缺乏必要的抗氧化物等

就像汽车需要燃烧汽油来获取动力一样，食物是我们的能量来源。然而，不健康的饮食习惯，却有可能给身体带来更多的自由基，例如食用油中含有不饱和脂肪酸，它们很容易被氧化成为自由基。如果经常吃一些油炸类食物，就会直接把自由基送入自己体内。

而且，很多人只吃精制大米和面粉，这些主食缺乏必要的膳食纤维和 B 族维生素，如果不从其他食物中及时补充，就会削弱身体抗氧化的能力。

氧化给我们
带来了什么

生活在一个充满氧气的环境里，每个人都避免不了被氧化的趋势。而且，随着年龄的增大，我们身体对抗自由基的能力也会逐渐变弱。如此一来，细胞遭到越来越多的损伤，也带给身体越来越多的氧化压力，从而形成了自然衰老的过程，也增加了罹患疾病的风险。

皮肤作为人体最大的器官，每天面临外界环境的各种攻击，无时无刻不在产生自由基。那我们就从皮肤说起，谈一谈氧化给我们身体带来的危害。

不知不觉中加速了皮肤衰老的进程

皮肤是隔绝身体与外界的屏障，其重要性不言而喻。

到底什么样的皮肤才是健康的呢？通常在小说里，形容一个人的皮肤好，会用到"冰肌玉骨""吹弹可破""肤如凝脂"等词语，日常生活中也有"一白遮三丑"的说法，不过，这些关于好皮肤的定义都是表面的。从生理学的角度来判断一个人的皮肤是否健康，需要从以下四个维度考量：

⊙ 皮肤是否有自然光泽，面色是否红润？

⊙ 肤色是否均匀？

⊙ 皮肤是否紧实有弹性？

⊙ 皮肤是否容易过敏？

概括起来，好皮肤的标准就是四个字——亮、匀、紧、实。如果一个人面色红润、肤色均匀，没有明显的暗沉和与年龄不相符的皱纹或松垮现象，并且也不容易敏感，那么他的皮肤就是健康的。

一般来说，每个人天生的皮肤底子都是不错的，只是因年龄的增长以及外界环境的影响，皮肤会慢慢出现各种各样的问题。

⊙ 皮肤的衰老及损伤都与氧化有关

有一段时间，"小麦色"肤色在社会上大受欢迎，人们把这种颜色的皮肤视为"热爱运动、年轻健康、精力充沛"的象征，甚至有人为了获得这种肤色特地去晒太阳或者去日光浴室里烤一烤。但事实上，"健康的小麦色"是一个十分矛盾的概念。虽然阳光是维持我们机体运转的必需品，但是过多的阳光会损害身体健康，其中最明显的伤害体现在皮肤上——紫外线照射产生氧自由基，加速皮肤中基质的损伤。

近些年来，随着科学研究的不断深入，人们也渐渐达成了共识，那就是紫外线造成的光老化的严重程度，已经远远超出自然老化的程度。如果一个人的脸上出现了太多与年龄不相符的皱纹、松弛或色斑等，往往都是由光老化造成的。

紫外线光子就像一个个威力十足的高能炮弹，一旦落到皮肤上，就会把皮肤的分子和结构炸得千疮百孔。当皮肤出现细小问题而得不到及时修护时，皮肤自身的修护和再生功能会遭到破坏，导致皮肤问题越来越严重，从初期单纯的粗糙、缺水，慢慢演变为松弛。直到看到脸上出现的一条条细纹和皱纹，很多人才回过神来：可怕！我怎么不知不觉就老了！

日常生活中，如果你留意观察，会发现一个很有意思的现象：人的屁股既不长皱纹也不长斑。这是为什么呢？这是因为屁股晒不到太阳。虽然这样说有点不雅，但是也恰恰证明了光老化对于皮肤的危害。

⊙ 小心皮肤上的定时炸弹——皮肤癌

阳光会让皮肤发生变化，这一点已经不足为奇了。在太阳的炙烤下，皮肤会变得粗糙、丧失弹性，还会布满皱纹与斑点。不幸的是，并非所有皮肤斑点都是无害的。日晒、吸烟、运动等活动催生的氧化物会在我们的皮肤内大肆掠夺，严重损害人体组织，更糟糕的是，有可能催生癌症。

一些皮肤的变化往往是癌前病变的重要"信号"，例如日光性角化病，表现为脸颊上出现皮疹、红斑，如果红斑上附有黏着性的鳞屑，并且一直不消退，这就意味着皮肤内部可能已经有一部分细胞发生了癌变。

如果发现自己皮肤上出现了不明"斑块"或"痣"，要提高警觉，及时去正规医院找皮肤科医师检查，尽早明确诊断。

SECTION 2 脑力活动需要的能量不足

"我思故我在"，是法国哲学家笛卡尔留给这个世界的箴言。大脑，被人类看作思想的存在之源，与我们自身紧密地联系在一起。在很多国家，脑死亡才是一个人生命活动真正终止的标志。

大脑是我们目前已知最复杂的存在。这个柔软的、重约 1.35 千克的器官，掌控着我们的呼吸、体温、血压和激素。作为生命保障系统，大脑的正常运转，离不开里面成千上万的神经细胞。细胞内主要的供能细胞器是线粒体，只有大脑细胞中的线粒体足够多，才能为各种各样的脑力活动提供充足的能量物质。

然而，就像皮肤一样，大脑也不可避免地遭受着氧化反应的影响。

⊙ **易燃的大脑**

尽管我们大脑的外面有一层质地坚硬的颅骨，它依然是脆弱的组织。哪怕头部只是遭到小小的撞击，也有可能造成神经细胞损伤。大脑中含有大量的多不饱和脂肪酸，这种物质可以调节人体的各种功能，还能帮助排出体内的"垃圾"，但它有个致命的缺点，那就是化学性质非常不稳定。撞击带来的神经细胞损伤会促使多不饱和脂肪酸迅速氧化，掀起波及全脑的"氧化风暴"，以至于超出大脑的正常抗氧化能力，引发持续数天、数周甚至数月的炎症反应，并带来各种形式的脑震荡后遗症。有些人发生脑震荡后，性情也会改变，也是这个原因引起的。

随着炎症的消退，有的后遗症会逐渐减轻并最终痊愈。不幸的话，部分脑震荡病人的炎症会持续数年，以至于长期无法正常地生活或工作。不过也有例外，有的人即使脑部遭受了严重创伤，也能保持意识清醒、行动自主的状态，这可能是因为他们的大脑中有足够的抗氧化剂，得以中和自由基。

如果把大脑中的每一个神经细胞比作一棵长着枝条的树，那么整个大脑就是一片森林，氧化反应则像突如其来的闪电，一旦击中某些树木，就有可能引发火灾。正常的大脑能够保持郁郁葱葱的景象，这种健康的生态依赖于源源不断供给的水分——大脑中的抗氧化剂，就算森林里真的着火了，也能及时地被扑灭。如果缺乏抗氧化剂，大脑这片森林就会变得干涸，哪怕只有一丝零星的小火苗，也足以引发一场毁灭性的火灾。

⊙ 记忆的杀手

2018 年，《大脑研究》发表了一篇文章，研究人员针对小鼠进行了为期 3 天的睡眠剥夺实验，并且在实验的过程中使用多台仪器扫描小鼠的大脑，借此评估小鼠大脑内部的氧化应激水平和抗氧化水平。研究人员发现，3 天之后，小鼠大脑的线粒体损伤和氧化应激水平升高，记忆能力明显减退。

人类的大脑中也有一个负责记忆的区域，叫海马区。这个区域的正常活动依赖于线粒体的突触可塑性（记忆编码和存储的一种机制，是记忆形成的关键）。随着年龄变老，大脑逐渐老化，线粒体会产生大量自由基，氧化能力大大超过抗氧化能力而发生氧化应激，降低突触可塑性，即引发记忆下降、大脑功能退化，甚至可能引发阿尔茨海默病等疾病。

可以说，终此一生，我们的大脑都在与氧化反应对抗。这场战斗的结果对大脑，乃至我们的生活都有着巨大的影响。如果氧化反应占了上风，大脑就会提前老化并受到不可逆转的损伤；如果氧化反应被及时制止，我们就能保持大脑功能正常的理想状态。

SECTION 3 自由基是导致血压上升的元凶

生命活动的四个基本特征是体温、脉搏、呼吸和血压。其中，体温、脉搏和呼吸这三个特征都是表象的，只有血压是内在的。

血液是我们身体最主要的营养来源，它把人体需要的氧气和营养物质运送到全身的各个细胞，并带走身体代谢的产物。血液在人体内的旅行少不了血压的帮助，如果没有血压，血液就没有向前运动的动力。因此，血压对人类的生命活动具有非常重大的意义，满足了生命发展过程中不断增加的能量需求。

在人类由爬行到直立行走的进化过程中，大脑相对于心脏的水平高度也在不断升高。导致人体需要依靠动脉血管的收缩来提高血压，以保证脑部获得足够的血液供给。久而久之，人类患上高血压的概率就增加了。

⊙ 你必须知道的关于高血压的三个真相

· 第一个真相：致死率高

高血压是导致中风及心脏病发的主要原因。全球每年因高血压致病死亡的人数远远超过因其他原因死亡的人数。

在中国，每年因高血压致病死亡的人数也不在少数。《中国心血管健康与疾病报告（2021）》显示，2019年，农村、城市因心血管疾病死亡的人数占比分别为46.74%和44.26%，这意味着每5例因病死亡的案例中就有2例死于心血管疾病。

· 第二个真相：患病率高

我国分别在1958~1959年、1979~1980年、1991年、2002年、2012~2015年进行了全国范围内的高血压抽样调查，结果显示，高血压的患病率总体呈明显上升的趋势。

2018年公布的全国高血压调查结果显示，我国18岁及以上年龄人群高血压的患病率（人群中高血压患者所占百分比）达到了27.9%，加权患病率（简单来说，加权患病率是一种平均的计算方法）为23.2%。这意味着每4个成年人中，可能就有一个是高血压患者！

· 第三个真相：知晓率低

在中国，有近一半的高血压患者不知道自己得了需要治疗的疾病，而剩下的"知情者"中，有超过1/4的高血压患者没有接受治疗；即使治疗了，大部分人的血压也没有恢复正常。

⊙ 血压的本质是什么

我们平时应该都测过血压，每次测血压时，会得到两个数字，一个是高压，一个是低压，比如高压 145mmHg、低压 78mmHg。很多人会自然地生出一些看法：有的人认为人的血压就是两个点，高压和低压；有的人认为人的血压是不变的，任何时候测量都差不多；还有的人认为我们身体各处的血压都差不多，测哪儿都一样。其实，这三种看法都是不对的。

我们的心脏通过不停地收缩和舒张来产生动力，帮助血液将氧气和养分输送到全身各个地方。当心脏收缩时，动脉内产生的压力叫作收缩压，也就是高压，代表血压上升的高峰；当心脏舒张时，动脉血管弹性回缩产生的压力叫作舒张压，也就是低压，代表血压下降的低谷。如果实时监控我们的血压，监护仪上不会只是两个数字，而是出现连续的波形，就像不断翻腾的海浪，表明我们的血压处于上升—下降—再上升—再下降的变化中。

一个正常的成年人，收缩压的范围是 90~140mmHg，舒张压的范围是 60~90mmHg，如果高于了这个正常值范围，就表明血压偏高。

⊙ 影响血压的关键因素

人的血压并非固定不变的，当我们运动的时候，血压会升高；当我们躺着睡觉的时候，血压会降低；在其他不同的情形下，血压也会出现不同幅度的变化。这是为什么呢？

由于血压是心脏泵出的血流对血管产生的压力，很多人自然会把心脏当作影响血压的决定性因素，认为心脏的动力强，血压就高；动力不足，血压就低。这是一种想当然的观点。而事实是只要身体健康，心脏的动力并不会有太大的差别，不会时强时弱，也不会有的人特别强、有的人特别弱。

既然责任不在于心脏，那自然就落到血管身上了。我们的血管就像树根一样，有粗有细，而且会随着体温、睡眠、情绪、血液流通情况等扩张或收缩，这才是引发血压变化的关键因素。

健康的血管富有弹性，内壁光滑又平整，可以安全、顺畅地将血液输送到人体的各个器官。正如家里的自来水管用久了会结出水垢，血管用久了也会"锈迹斑斑"。如果把血管看成以心脏为中心、维系全身器官的大运河，把血液看成是河道里奔腾的流水，那么血管里的斑块就像堵在河道上的石头和泥沙，容易造成"淤塞"。血液过不去，不但会导致身体各个器官的细胞失去补给，分分钟闹罢工，还容易决堤，全线崩溃。

血管里怎么会出现斑块呢？元凶就是自由基。血液中含有低密度脂蛋白，顾名思义，它是密度较低的血浆脂蛋白，负责将胆固醇运送到组织细胞中。体内过剩的自由基会使低密度脂蛋白发生氧化，变成所谓的坏胆固醇，坏胆固醇不但会损伤血管壁，还会附着在血管壁上，致使血管壁变厚，结果就是血管变细、血压上升。

SECTION 4 糖尿病并发症可能危及生命

在地球上，所有复杂生物的循环系统里都有糖。从本质上来说，生物循环系统里的糖都是同一种化学分子——葡萄糖。

⊙ 人的血液里为什么有糖

持续不断的能量是生命体在这个世界上好好生存的基础。植物的能量来源是太阳光，动物的能量来源是食物。

简单的单细胞生物可以通过光合作用或者通过吸取环境中的养分来把自己喂饱，而复杂的多细胞生物想获取能量就没那么简单了。多细胞生物体内有大量细胞，这些细胞分为不同的类型，有可能需要不同的能量，这给能量供应增加了难度。

你是否注意到了生活中的一个细节：如果菜场中某个菜摊上的青菜从 3.60 元 / 千克涨到了 5.00 元 / 千克，你会发现，很快所有菜摊上的青菜都会变成 5.00 元 / 千克，仿佛市场施了一个神奇的魔法，只要它一声令下，所有摊位都跟着变了。这个魔法就是价格机制，即现代经济学开山祖师亚当·斯密提出的"看不见的手"。在纯粹的市场经济中，价格发挥了宏观调控的作用：如果一个东西的价格提高了，就会有更多的人生产；一个东西降价了，就会有更多的人消费。人的身体里也有一只"看不见的手"，那就是葡萄糖。

一个成年人的血液里，葡萄糖的含量大约为 5g，如果某个身体细胞缺能量了，就会从血液里把葡萄糖抓过来；葡萄糖被人体细胞吸收，分解成二氧化碳和水分，这个过程会释放大量的能量。这样一来，身体里每个细胞都能及时获得能量供应。

如果血糖（血液里葡萄糖的浓度）低了，说明有很多细胞缺乏能量，那么我们就需要想办法补充更多的葡萄糖，例如赶紧吃点东西；反之，如果血糖高了，说明身体里的能量超标，那么就要减少葡萄糖的摄入，控制自己膨胀的食欲。只有将血糖维持在正常的范围，我们才能保证身体里的细胞获得足够且恰到好处的能量供应。

⊙ 身体是怎么调节血糖的

到底身体是如何维持血糖稳定的呢？这里必须介绍一个重要的器官，那就是胰腺。胰腺位于胃的后下方，外形像红薯，尽管它的位置十分隐蔽，但是却有十分重要的作用。胰腺既属于内分泌系统又属于外分泌系统，其中，负责内分泌的部分就是胰岛。

胰岛有两种功能完全相反的细胞，一种是 α 细胞，它的作用是升高血糖——当体内血糖太低时，释放胰岛血糖素，增加食欲，促进营养物质的吸收，从而释放更多葡萄糖；另一种是 β 细胞，它的作用是降低血糖——当体内血糖太高时，释放胰岛素，抑制食欲，促进血糖的回收。这两种细胞每时每刻都在监督体内血糖的浓度，保证血糖在一定的范围内波动。

⊙ 什么是血糖波动

当我们把食物吃进去之后，身体从食物中吸收能量物质，转化成血糖，然后转移到肝脏中储存起来。当身体需要糖的时候，会从肝脏中把之前储存的糖分调出来，再运送到需要的地方。可见，影响体内血糖含量的因素有三个：一是身体吸收了多少？二是肝脏储存和释放了多少？三是身体消耗了多少？这是一个持续且不断变化的过程，随之而来的结果就是血糖的含量时高时低。

我们的行为会影响血糖的波动，例如吃完饭、喝了饮料，或者吃几粒坚果之后，血糖值就会上升，之后在身体里各种激素尤其是胰岛素的努力下，血糖又回到一个相对平稳的数值。因此，一定范围内的血糖波动是很正常的。

⊙ 血糖波动与糖尿病

如果一个人没有养成良好的饮食习惯，而是经常暴饮暴食或者狼吞虎咽，导致血糖出现大幅度的波动，就会反复刺激胰岛不停地分泌胰岛素来降低血糖值。对胰岛来说，血糖波动越大，胰岛的负担就越大，需要满负荷甚至超负荷工作。

一开始，胰岛还能努力工作，尽量分泌胰岛素来控制血糖。但是，高血糖的隐患已经潜伏在身体里，只是还没有爆发而已。

长时间、高频率地加班会导致人无比疲累，以至于出现各种问题，胰岛也一样。持续的超负荷工作会损害胰岛的功能，就算它拼命工作，也没法把血糖降下来。这时候，如果我们测量血糖值，会发现明显比之前高了，只是可能还没有达到糖尿病的程度，处于健康和患病之间的灰色地带。一旦胰岛严重受损，失去调节血糖的功能，我们就进入了患糖尿病的阶段，这是不可逆的，甚至会出现各种并发症。

⊙ 氧化应激是多种糖尿病并发症的重要致病因素

对于糖尿病患者来说，最可怕的不是糖尿病本身，而是它带来的并发症。糖尿病并发症涉及多个器官及系统，如心脑血管疾病、眼部疾病、神经系统损伤等，严重危害糖尿病患者的生命。

我们知道，很多慢性疾病都与氧化应激有关。具体到糖尿病来说，氧化应激会干扰胰岛素的生成，使身体产生糖调节受损和炎症反应，导致病情恶化。而且，如果体内血糖升高，更会加强葡萄糖的自身氧化作用，促进产生大量的自由基。

血管病变是糖尿病并发症之一，也是导致糖尿病患者死亡的首要原因。高血糖导致血管组织损伤，进而引起血管功能异常，出现动脉粥样硬化等多种血管病变。自由基诱导的氧化应激会引起血管内皮细胞、平滑肌细胞的结构损伤及功能紊乱，刺激分泌炎症因子，诱导脂蛋白的沉积，加速形成动脉粥样硬化斑块。因此，采用有效的药物治疗改善糖尿病患者体内的氧化应激尤为重要。

SECTION 5 高脂血症是心肌梗死的开端

俗话说，病来如山倒。其实，很多疾病看似突如其来，但只要留心的话，都有一些先兆可寻。高脂血症就是身体发出的警告。

血脂是血液中的脂肪，它不是单一的成分，而是多种成分的混合，主要包括甘油三酯、胆固醇、磷脂等。体内血脂升高可能并不会让人产生什么不适的症状，但它会危害心脑血管的健康，引发心肌梗死、脑卒中等严重的疾病。

相比高血压和高血糖，人们对高脂血症的了解相对较少。在大多数人看来，血脂高了是有点不好，但要说它会导致心肌梗死，可能就耸人听闻了。可是从医学角度来看，心肌梗死的形成是一个慢性的过程，任由高脂血症自由发展的话，短则三年五载，长则十年二十年，就会爆发心肌梗死。

⊙ 氧化应激——血脂从无害变为有害的帮凶

我们去体检时，血脂相关的检查项目通常涉及四项：总胆固醇、低密度脂蛋白、高密度脂蛋白和甘油三酯。其中，低密度脂蛋白是非常重要的一项。

在人体内，低密度脂蛋白的功能是把血脂输送到身体的所有组织和器官，它可以停靠、结合在各个组织细胞上，再把胆固醇卸货给需要的细胞。

可是当低密度脂蛋白遇到氧化应激的产物时，很容易会被氧化变形：原本光滑的外表遭到破坏，而且会失去锚定细胞和组织的成分，像无法靠岸的船。再加上血流在血管分叉、拐弯的地方改变方向，冲击力变大，就容易损伤血管壁，导致血管壁变得凹凸不平。这样一来，血脂在通过的时候就特别容易陷进血管壁的表层，在这里堆积起来。

在正常的情况下，血脂在血管里畅通无阻，可以去需要它的地方。而如果变了形的血脂聚集在一起，对于血管壁来说就不正常了。也就是说，氧化应激让无害的血脂变成了危险分子。

⊙ 无法消灭堆积的血脂会导致严重的后果

我们的身体有一套自我修复的免疫系统。不论是皮肤上出现的小伤口，还是身体内形成的病毒和肿瘤细胞，一旦感知到有外来物种入侵的危险，免疫系统就会发挥对抗的功能，全力消灭有危及健康风险的敌人。

当血脂进入血管壁并造成损伤之后，免疫系统就启动了，具体表现就是炎症反应。各种炎症细胞，例如吞噬细胞，会来到血脂附近，开始降解堆积的血脂。

也许有人会说，既然有免疫系统进行自我修复，那就没什么好担心的了。但问题就在于，血脂并不是真正的外来物种，免疫对抗也不意味着我们的免疫系统能完全消灭堆积的血脂。

吞噬细胞不能真的消灭堆积的血脂，而是把这些脂质吞掉，变成一个又一个泡沫细胞堆积在原位。时间一长，许多泡沫细胞聚集在血管壁中，形成"粥"一样的物质，这正是形成动脉粥样硬化斑块的前兆。

随着斑块不断长大，为了保持稳定，免疫系统会释放一些因子，让血管壁的细胞变成纤维帽，这样"粥"状的物质可以稳定在血管内壁上。就好比用一张厚厚的牛皮纸将变质发霉的食物包裹起来，虽然从外面看不见，可是内部霉菌的生长一点也没停下。表面上来看，血流畅通无阻，身体一切如常，但实际上，问题都被掩盖起来了，并没有真正得到解决。

在正常的表面之下，体内的血脂还在不断地堆积。当免疫系统发现堆积的血脂并没有被消灭时，就会上调战争级别，调集更多炎症细胞来对抗。

随着炎症的发展，原来的纤维帽变得不太稳定，就容易脱落，导致斑块里包裹着的大量炎症物质流进血管里。这些炎症物质会促进血液凝固，形成血栓，堵塞血管。到了这一步，心肌梗死或者脑梗死就随时可能发生。

6 氧化应激诱发眼部疾病、痛风和帕金森病

氧化是时时刻刻都在发生的事情，只要我们与氧气接触，就会发生氧化。如今社会进步了，可是疾病却越治越多，很大程度上都与氧化有关。除了前面提到的那些疾病，氧化对我们人体还有什么危害呢？

⊙ 大部分眼部疾病都是氧化损伤造成的

大部分眼部疾病都是氧化损伤造成的。许多事实表明，白内障的起因和发展与自由基对视网膜的损伤导致晶状体组织破坏有关。晶状体由透明的蛋白质构成，如果发生氧化损伤，蛋白质就会变成不透明的，导致视力下降，严重的后果就是形成白内障。

白内障具有病情发展快、并发症多的特点，可能诱发青光眼、葡

萄膜炎、晶状体脱位等病变，有时还会引起严重炎症，且伴有长期眼痛，甚至导致眼球萎缩，引起失明。

由于眼部的晶状体长期暴露在光和氧气中，由此形成的活性氧类物质可能与晶体蛋白发生反应。受损的蛋白质可能会聚合和沉淀，从而丧失原来的功能。视觉活性最高的视网膜组织容易受到损害，引起老年黄斑变性。

⊙ 氧化应激是诱发痛风的原因之一

随着社会经济的不断发展和人们生活水平的逐渐提高，高尿酸血症与痛风的患病人数也逐年上升。高尿酸血症已成为继高血压、高脂血症、高血糖之后的"第四高"。

据《2021中国高尿酸血症及痛风趋势白皮书》显示，目前我国高尿酸血症的总体患病率为13.3%，患病人数约为1.77亿。更可怕的是，约60%的高尿酸血症患者为18~35岁的年轻人，从高尿酸血症到痛风，这个数字还在不断上涨。

痛风，病如其名，痛起来和风一样，来无影去无踪，又让人受不了。痛风的痛，素有"痛中之王"之称。那么，导致痛风的原因是什么呢？

嘌呤是细胞核的重要组成成分，会参与细胞的很多功能。人体内的嘌呤有两个来源：一部分来自核苷酸氧化分解，约占80%；另一部分来自食物的摄入，约占20%。当细胞正常运转的时候，嘌呤对人体是无害的。然而，我们的身体内每天都会有大量的细胞死亡，当细胞死亡了，嘌呤也就没用了，死亡细胞里的嘌呤被氧化以后，就形成了尿酸。

正常情况下，尿酸可以被人体代谢出去，但如果没节制地吃太多高嘌呤食物，超过代谢系统的负荷，没有完全代谢的尿酸沉积在人体的关节和脏器中，形成尿酸微结晶，就可能会引发痛风。

⊙ 帕金森病的发病机制也包含氧化应激

嗅觉失灵、情绪低落、表情呆滞、走路时手臂不会自如摆动、写字开始歪歪扭扭……如果你发现身边的老人开始出现这些症状，一定要留意，它们可能与帕金森病有关。

帕金森病是一种常见的神经系统退行性疾病。从青少年到老年，任何年龄段的人都有可能患帕金森病，但主要是中老年人。随着人口老龄化程度的不断加深，中国很可能成为帕金森病人口的世界第一大国。

帕金森病患者会出现运动症状和非运动症状。患病早期，患者的运动症状表现为手部颤抖，术语称为"震颤"。但不是所有帕金森病患者都会如此，有些患者就不会出现震颤，只是肢体会变得僵硬。随着病程进展，患者逐渐会出现行动迟缓、走路不稳等运动症状，以及睡眠障碍、智能减退等非运动症状，逐渐丧失独立生活的能力。

帕金森病的诱发因素有多种，如遗传因素、环境因素、年龄因素等，氧化应激也是其中之一。

遗传因素会导致患病的易感性，例如体内携带的某种基因会增加患病的风险；在环境因素（如重金属、杀虫剂等）及年龄因素（发病率和患病率均随年龄的增长而增加）的共同作用下，通过氧化应激，线粒体功能衰竭及其他因素等机制导致黑质多巴胺能神经元大量变性并导致发病。

天然抗氧化剂，
清除多余自由基

我们人体的每一次新陈代谢都伴随着氧化还原反应，产生的副产品就是自由基。受控的自由基对人体是有益的，例如，白细胞会释放自由基来消灭有害的细菌。但是，正如前文所说，如果自由基过多且失去控制时，就可能危害人体的健康。抗氧化并不是抗自由基，而是把自由基保持在适当的水平，维持氧化与抗氧化防御之间的平衡。

我们的身体本身就具有抗氧化的能力，如体内的超氧化物歧化酶、过氧化氢酶、谷胱甘肽过氧化物酶等，可以降低体内自由基的活性，减少它们对机体的伤害。这些人体自己可以产生的、能够清除多余自由基的活性物质，被称为内源性抗氧化剂。

随着年龄增长，内源性抗氧化剂和修复系统不再有效时，氧化应激便会加重，进而出现机体功能紊乱的情况。因此，要降低自由基对人体的危害，除了依靠内源性抗氧化剂，还要寻找和发掘外源性抗氧化剂，也就是通过饮食补充可以清除含自由基的物质，使人体免受伤害。

在自然界中，可以作用于自由基的抗氧化物质很多，比如维生素A、维生素C、维生素E、类胡萝卜素等，这些物质人体自身无法合成，必须依赖外源摄入。

1 谷胱甘肽——大师级的抗氧化剂

SECTION

20 世纪 20 年代，受第二次工业革命的影响，现代医学也得到了很大的发展。1921 年，诺贝尔奖得主、英国皇家学会会长弗雷德里克·霍普金斯在酵母中发现了谷胱甘肽，堪称那个时期最伟大的发现之一。

谷胱甘肽被人称为"抗氧化之母"，是一种人体细胞自然合成的短肽链，由半胱氨酸、谷氨酸和甘氨酸这三种氨基酸组成，在身体的各个器官里普遍存在（肝脏含有显著高量的谷胱甘肽，是起解毒作用的主要器官）。它在人体中有非常重要的生理功能，不但具有抗氧化能力，还能保护体内蛋白质和酶免受自由基的损伤。

⊙ 人类赖以生存的基本物质

人体内的谷胱甘肽有两种存在形式，一种是氧化型谷胱甘肽

（GSSG），一种是还原型谷胱甘肽（GSH）。氧化型谷胱甘肽主要存在于血清和中枢神经系统中，与人体代谢密切相关。然而，高浓度的氧化型谷胱甘肽对健康有害，特别是与哮喘和慢性肾功能衰竭有关。还原型谷胱甘肽可以通过与过氧化氢等氧化剂结合，将高铁血红蛋白转化为血红蛋白，生成水和氧化型谷胱甘肽，保护血红蛋白正常的氧转运功能。

在健康人的身体里，还原型谷胱甘肽占大多数。英国的研究人员曾经在《柳叶刀》上刊登了一篇文章，称健康的年轻人体内的还原型谷胱甘肽含量高于健康的老人，而患有疾病的人体内的还原型谷胱甘肽含量明显低一些。他们的研究结果显示，随着年龄的增长和疾病的程度加深，体内的还原型谷胱甘肽含量会下降得越来越明显。

现代医学已经证明，生命依赖于谷胱甘肽，这种活性强烈的物质对于人体内各个器官，如肝脏、肾脏、肺等，都有重要的影响。细胞内很多重要的活动都少不了谷胱甘肽的参与，例如细胞的修复、激素的产生等。谷胱甘肽还可以激活辅酶等多种酶，促进糖类、脂肪和蛋白质的代谢。

⊙ 谷胱甘肽对人体的作用

作为人体内源性最强的抗氧化剂，谷胱甘肽最主要的作用就是"消灭"人体内每天产生的大量自由基，为人体的健康筑起一道坚实的城墙。

· 是免疫功能的核心，能有效减小疾病对身体的损害

我们的身体内部是一个小小的世界，里面时刻都在上演攻击与防卫的戏码，由中性粒细胞、吞噬细胞、淋巴细胞等组成的免疫细胞军队就是身体的卫士。其中，淋巴细胞是核心军团，负责自动甄别、筛查和攻击对人体有害的微生物、过敏原等致病物质。

淋巴细胞的体积较小，但结构精细，可以通过特定的免疫反应来消除病原体。T淋巴细胞和B淋巴细胞是免疫系统的"现代化"军队。B淋巴细胞担任勘察的工作，由它甄别、标记病原体；T淋巴细胞则号称"特种兵"，可以精准打击被标记后的病原体。

在淋巴细胞攻击病原体的过程中，会释放强氧化性化学物质，如过氧化物等，此时就需要谷胱甘肽来中和此类强氧化性化学物质，保护淋巴细胞不受损伤。同时，淋巴细胞为了更好地对付病毒，会在短时间内大量分裂，不断地自我复制，吸收氧气生成氧化物，因此也就需要更多的谷胱甘肽来中和这些生成的氧化物，提升淋巴细胞的抵御力。

概括起来说，在免疫系统消灭病原体的过程中，谷胱甘肽扮演了让免疫细胞充分活化与分化的角色，即通过两种途径提高免疫功能：一种是中和自由基，另一种是促进免疫细胞的增长。

免疫系统中其他细胞的健康生长与活性也取决于我们体内谷胱甘肽的含量，因此，补充足量的谷胱甘肽，对于提高免疫力、保护身体健康至关重要。

·提升身体的抗氧化能力，预防多种疾病

人体每天都会产生大量的自由基，环境因素、生活习惯因素以及膳食因素等也会促进人体生成自由基。适量的自由基是人体的卫士，可以杀灭细菌、分解病毒；可是过量的自由基却会造成氧化应激，破坏细胞的结构，引发动脉硬化、糖尿病、白内障、心血管疾病等问题。

谷胱甘肽广泛分布在人体的各个器官中，在人体内的防御体系中起着重要的作用。它能够清除人体内过多的氧化自由基，预防许多由自由基引起的疾病。

·延缓衰老

人的自然衰老是因为细胞的衰老加快以及再生能力的减弱，而谷胱甘肽可以有效延缓细胞的衰老，加快细胞的再生。谷胱甘肽还可以保护线粒体 DNA 免受自由基的破坏，延长细胞分裂周期和细胞寿命。

谷胱甘肽补充剂可清除体内有毒物质，恢复机体器官正常功能，延缓衰老。

·不可替代的解毒剂，帮助肝脏解毒

在我们体内，肝脏是集解毒、代谢、合成于一体的生物加工厂，具有重要的生理功能，其中的谷胱甘肽含量尤为丰富。肝细胞内的谷胱甘肽能与进入人体的有毒化合物、重金属元素或致癌物质等结合，促进它们排出体外，从而达到解毒的目的，维护身体健康。

⊙ 哪些食物富含谷胱甘肽

富含谷胱甘肽的食物有很多，如西红柿、秋葵、菠菜、芦笋、鱼、虾、梨、莲子、樱桃、大蒜等。十字花科蔬菜中的谷胱甘肽含量尤为突出，如羽衣甘蓝、芥蓝、卷心菜、大头菜、芥菜、小白菜、大白菜、芝麻菜、萝卜和西洋菜等。

SECTION
2

虾青素——
自然界的"超级"抗氧化剂

你见过红色的螃蟹吗？说得更严谨一些，你见过活着的红螃蟹吗？一般来说，我们看到的螃蟹都是青色的，只有在餐桌上才能看到红色的螃蟹。

虾和蟹煮熟后颜色都会变红，是因为它们体内有一种色素分子，叫作虾青素。活虾或活蟹体内的虾青素被封存在一个特定区域，因此没有显现出本色；等到受热的时候，体内的虾青素发生变性，从特定的区域"逃"了出来，这才让我们看到它红色的本来面目。

⊙ 虾青素是什么

虾青素主要存在于甲壳动物（如虾、蟹）、红球藻和红酵母中，是类胡萝卜素的一种，一般是红色的。大多数甲壳动物、鲑科鱼类、鸟类的羽毛和肉冠中都含有虾青素，如北极虾、鲑鱼、火烈鸟等，这些动物的外表呈现出绚烂的红色。

可是为什么要将这种看起来是红色的色素称为"虾青素"呢？这和虾青素的发现有关，诺贝尔奖获得者德国化学家理查德·库恩于1938年从龙虾体内提取并鉴定出这种色素。在活虾体内，这种色素与蛋白质结合在一起，呈现出蓝色，因此得名虾青素。

⊙ 虾青素的生理功能

其实，那些体内含有虾青素的动物，自身并不具备合成虾青素的能力，它们身体里的虾青素都来源于平时吃的食物——藻类。

在合适的环境下，藻类看起来是绿色的。一旦处于光照强烈或高盐环境中时，藻细胞为了对抗环境因素带来的损伤，就会启动自身保护机制，激活虾青素的生物合成途径——藻类中重要的光合色素在酶的作用下形成虾青素分子。在藻细胞内，虾青素不仅可以直接清除超氧自由基，还能吸收一定的蓝光，就像"遮阳伞"一样保护细胞不受强光的破坏。可见，虾青素具有极强的抗氧化能力。

除了抗氧化能力外，根据动物和细胞实验发现，虾青素还具有调节免疫反应、抑制癌细胞生长等生物学作用。

⊙ 虾青素对身体的好处

对于人类来说，虾青素究竟有哪些好处呢？主要表现在以下这些方面。

· 天然防晒剂

虾青素的抗氧化能力可以有效清除引起皮肤老化的自由基，保护细胞膜和线粒体膜免受光照带来的氧化损伤，阻止皮肤光老化。并且，虾青素在一定程度上能抑制黑色素的产生，可以帮助减少皮肤中黑色素的沉淀。

· 保护视力

人类的视网膜和中枢神经系统中富含不饱和脂肪酸，很容易被氧化从而受到损伤。虾青素能通过血脑屏障和细胞膜，有效防止视网膜的氧化和感光细胞的损伤，对保护视力起到一定作用。

· 缓解运动疲劳

剧烈运动时，肌肉会释放自由基，如果不及时处理这些自由基，就会带来氧化压力，造成肌肉酸痛或肌肉组织损伤。虾青素可以对抗肌肉运动时释放的自由基，减少自由基对肌肉组织的氧化损害，从而缓解运动疲劳，减轻运动后产生的肌肉疼痛。

· 预防和延缓糖尿病

从前文可以得知，引起胰岛素分泌障碍的根本原因是氧化应激。解决了氧化应激，就可以在一定程度上预防糖尿病。作为强抗氧化剂，虾青素可以阻止自由基破坏胰腺的正常运转。俄罗斯乌拉尔联邦大学的科学家在《食品科学与营养》杂志上发表了一项研究，证实了虾青素对治疗糖尿病确实有帮助。

• 预防高血压和心脑血管疾病

低密度脂蛋白的氧化与动脉粥样硬化的形成有着密切联系，防止动脉粥样硬化的关键就在于抑制这种氧化反应。虾青素可以增加高密度脂蛋白、减少低密度脂蛋白，减少甚至逆转粥样硬化斑块的形成，防治高血压及心脑血管疾病。

• 抑制肿瘤，预防癌症

实验结果表明，虾青素具有显著的抗癌特性，能抑制化学物诱导的初期癌变，对癌细胞具有抗增殖作用，还能强化免疫，对细胞健康有营养作用。对于肺癌、肠癌、膀胱癌、乳腺癌、前列腺癌、皮肤癌等癌症的发生，虾青素都具有一定的预防作用。

⊙ 哪些食物富含虾青素

天然的虾青素可以从虾、蟹、牡蛎、鲑鱼及藻类中获取。以下这些动植物都富含虾青素。

• 藻类

可食用的海产藻类有礁膜、石莼、海带、裙带菜、紫菜、石花菜等；可食用的淡水藻类有地木耳、发菜等。

• 虾类

食用淡水虾类有小龙虾、青虾、日本沼虾、草虾等；含虾青素的食用海水虾类有龙虾、海虾、对虾、刀额新对虾、虾姑等。

- **蟹类**

可供人类食用的蟹类有三疣梭子蟹、远海梭子蟹、青蟹属、中华绒螯蟹等。

- **贝类**

贝类有贻贝、蚶子、海蚌、中华圆田螺、鲍鱼、牡蛎、青蛤、河蚬、扇贝等。

- **鱼类**

如鲑鱼、鳟鱼、金枪鱼族、鲤、梭子鱼、鳕鱼、沙丁鱼等。

SECTION 3

嗜酸乳杆菌——
几乎无所不能的益生菌

如今，随便走进一家便利店或者超市，都可以看到货架上摆着各种各样的饮料，其中添加了益生菌的饮料受到了人们的大力追捧。有越来越多人开始重视益生菌的摄入。那么，究竟什么是益生菌呢？

在人类的肠道里，数以百万亿计的微生物组成了肠道菌群结构，这些微生物可以影响人体的各种生理功能。在健康的人体内，这些微生物按一定比例存在，处于平衡的状态，但如果这种平衡被打破了，肠道菌群结构失调，各种疾病就可能接踵而至。

我们肠道里的细菌有 500~1000 种，其中有好的也有坏的。简单来说，对生命有益的细菌就是益生菌。2001 年，联合国粮农组织（FAO）和世界卫生组织（WHO）联合给出了益生菌的定义，即益生菌是活的微生物，当摄入足够数量时，有益于宿主的健康。

益生菌与人类健康的关系可追溯到 19 世纪末，当时俄国微生物学家与免疫学家梅契尼可夫在保加利亚地区旅行时发现，当地的农民都比较长寿，不少人可以活到 100 岁。这一发现激发了梅契尼可夫的好奇。他认真地研究了当地人的饮食习惯，得知他们经常食用一种发酵牛奶。发酵牛奶中含有乳酸菌——益生菌的一种，因此，梅契尼可夫得出乳酸菌有益健康的结论，并提倡人们多喝酸牛奶。

⊙ 什么是嗜酸乳杆菌

益生菌是一个广泛的概念，包括双歧杆菌、乳杆菌、酵母菌等，其中对肠道有重要作用的是嗜酸乳杆菌，它属于乳杆菌属，可以抑制病原体、增强机体的免疫力，与我们的健康息息相关。如今，嗜酸乳杆菌被广泛地应用于奶制品中。我国原卫生部（现为国家卫生健康委员会）于 2010 年组织制定了《可用于食品的菌种名单》，其中就包括嗜酸乳杆菌。

⊙ 嗜酸乳杆菌有什么作用

嗜酸乳杆菌可以产生乳酸、过氧化氢、酶等物质，在改善肠道菌体的微生态平衡方面具有重要作用。它对人类的好处主要有以下几方面。

· 抑制致病菌的生长

在人体中，白念珠菌是天然存在的，一般分布在皮肤、口腔、肠黏膜、阴道、肛门等部位。在正常情况下，它不会给人体的健康带来什么危害。但当某些因素破坏了菌群的平衡状态，比如免疫力低下时，白念珠菌就会开始疯狂地生长，如果不加以抑制，它会侵入各种组织和细胞并造成严重损害，甚至损伤大脑。好在白念珠菌有一个克星，那就是嗜酸乳杆菌，嗜酸乳杆菌可以给白念珠菌的"疯长模式"按下暂停键。

嗜酸乳杆菌能够产生多种抗菌物质，除了抑制白念珠菌的过度生长，它还能抑制大肠杆菌、幽门螺杆菌、沙门氏菌、志贺菌和葡萄球菌等致病性细菌的生长。

· 缓解乳糖不耐症

在中国、日本等亚洲国家，乳糖不耐症普遍存在，例如很多人喝完牛奶后会消化不了，引起腹胀、腹泻等症状。

乳类食品里有一种糖类叫作乳糖。正常来说，当我们食用乳糖的时候，身体会分泌乳糖酶来帮助消化。而乳糖不耐受症患者体内缺少乳糖酶，以至于他们吃下牛奶等奶制品后，乳糖在肠道里没有办法被消化。乳糖会通过渗透作用吸引更多的水留在小肠，引起腹泻。如果乳糖在没有被分解的状态下来到大肠，大肠里的很多微生物会来分解它，这时候又会引起腹胀、腹痛，还有可能出现恶心、反胃等症状。

嗜酸乳杆菌能分泌乳糖酶，帮助分解和消化人体内的乳糖，适量摄入有助于缓解乳糖不耐症。

·调节免疫力

嗜酸乳杆菌可以通过两个途径有效地调节免疫力：当免疫力低下时，嗜酸乳杆菌能够激活巨噬细胞等免疫细胞，抑制癌细胞、肿瘤细胞、病毒的繁殖；当机体的敏感性过高时，嗜酸乳杆菌能够缓解这种敏感的状态，保持免疫系统的稳定。

·延缓衰老

嗜酸乳杆菌含有超氧化物歧化酶，这种酶能够产生歧化反应，就像施展时光倒流魔法一样，把氧自由基还原回氧化前的状态，使机体衰老的过程变得缓慢，为生命加时。

⊙ 如何科学地补充益生菌

《中国营养科学全书》里介绍："肠道菌群对先天免疫和后天免疫系统、对肠黏膜免疫系统和全身免疫系统的功能均发挥着巨大影响。益生菌可以维持正常肠道菌群和抑制病原菌。"

肠道细菌是与人体共存的，不管它们是有益的还是有害的，都是我们身体的"一部分"，只有利用好肠道菌群身体才能保持健康状态和舒适感。益生菌就像一道绿色长城，为身体加筑了一道防线，抵御"敌人"入侵。适当补充益生菌，有助于调节肠道的微生态，对身体产生良性作用。但要注意，应该在医生的指导下科学合理地补充益生菌，否则效果会大大减弱。

在补充益生菌时，应注意以下几点。

·不能与抗生素一起服用

因为抗生素可以没有选择性地将有害菌和益生菌同时杀死，特别是同时口服四环素、头孢菌素、阿莫西林、庆大霉素等。

·宜饭前1小时或饭后服用

益生菌对生存环境有要求，在用水辅助服用益生菌时，尽量用温开水或凉开水，温度不宜超过体温，以免热水杀死益生菌。

·与益生元合用，效果加倍

益生元可以促进肠道内有益菌的生长，如果将益生菌和益生元合用，效果更好。

·不要过量服用

无论是饮用含益生菌的奶制品还是服用益生菌补充剂，都要注意用量，不建议过量食用。

·按照要求妥善保存

如果服用益生菌补充剂，应按产品说明书中的要求妥善保存。

SECTION 4 硫辛酸——万能的抗氧化剂

大自然生长着千千万万种植物，每一种植物都蕴含众多营养成分，它们给现代医学不断地带来惊喜。1937 年，科学家在实验中发现，培养细菌时需要用到马铃薯萃取物中的一种成分。当时，人们并不知道这种成分到底是什么，只是把它称为"马铃薯成长因子"。至于这种成分对人体有什么重要作用，没有人知道。直到 1951 年，这种成分才真正地被提取出来，改名为硫辛酸。

真正认识到硫辛酸的重要作用，要归功于美国加州大学伯克利分校帕克实验室，该实验室经过多次实验，发现并确定，硫辛酸具有强劲的抗氧化力。

⊙ 认识硫辛酸

如果让硫辛酸作自我介绍的话，它可能会说：我是万能的抗氧化剂，整个人体的自由基都要靠我来消灭。在正常情况下，人体细胞中的线粒体可以自行合成硫辛酸，它能够到达身体里的任何一个细胞部位。之所以硫辛酸的抗氧化能力如此强劲，是因为它具有以下几个特点。

· 帮助糖分分解，抑制糖化反应

法国化学家美拉德发现了食物加热过程中出现的褐变现象，后来被称为美拉德反应。美拉德反应就是糖化反应，也就是在高温的环境下，糖和氨基酸结合，生成了大分子物质类黑精和晚期糖基化终末产物（AGEs）。虽然在糖化反应的作用下，食物更美味了，但由此产生的晚期糖基化终末产物却是促进身体氧化应激的帮手，不但会造成炎症、加速衰老，还会诱发很多慢性疾病。

硫辛酸的活性很强，可以帮助糖分进一步分解，不但促进了对细胞的能量供应，还抑制了糖化反应，减少晚期糖基化终末产物的生成，发挥强大的抗氧化的作用。

· 兼具脂溶性和水溶性

细胞膜由脂类、蛋白质和糖类组成，其中脂类的占比最大。也就是说，每个细胞都被一层脂肪包裹着，这层脂肪就是为了防止细胞外的水溶性元素与细胞里的水溶性元素混在一起。

大部分抗氧化剂不是水溶性的就是脂溶性的，意味着它们无法接触到细胞的所有部分。而硫辛酸是唯一兼具脂溶性和水溶性的抗氧化物，它的构造特殊，可以在身体里自由地穿行，同时分布在细胞膜、细胞质和细胞核中，大大地提升了捕捉自由基的能力。

· 还原其他抗氧化剂

许多内源性抗氧化剂（如谷胱甘肽等）清除自由基时，本身也会成为自由基，被转为氧化状态。如果发生这种情形，除非重新恢复为抗氧化的形态，否则就会失去作用。在所有抗氧化剂中，硫辛酸是唯一可以使其他抗氧化剂还原的物质。可以说，硫辛酸是抗氧化剂的抗氧化剂。

⊙ 硫辛酸对身体的好处

可溶于水也可溶于脂肪的特点让硫酸锌可以作用于身体的每一个部位，这样能带来哪些好处呢？在临床上，硫辛酸的作用范围很广泛，对于很多疾病和症状都能发挥有益的作用。

· 缓解心血管疾病及糖尿病并发症

糖尿病的本质是各种因素引起的体内血糖水平升高，由此引发血管病变，导致血液循环不畅。作为功能强大的抗氧化剂，硫辛酸可以降低糖化反应，平稳血糖浓度，改善人体内的血液流动，改善糖尿病并发症。已有多项研究表明，糖尿病患者以及处于糖尿病前期的人群使用硫辛酸，可延缓病情的发展。

· 保护眼睛健康

氧化应激会给眼睛带来损伤，引发视力下降、视网膜损伤、白内障、黄斑变性等一系列问题。硫辛酸可以阻止氧化损伤，保护眼睛的晶状体，有益于控制与眼睛有关的疾病。

· 辅助治疗癌症

当身体里严重缺氧时，细胞容易发生突变，形成癌细胞。癌细胞是一种厌氧细胞，可以在低氧状态下大量繁殖。因此，如果增强癌症患者的有氧新陈代谢，就像让见不得光的吸血鬼被迫处于强光的照射下，就会抑制癌细胞的生长。补充硫辛酸补充剂可以增加体内的氧气，抑制癌细胞生长。

· 缓解污染物的毒性

1986 年 4 月 26 日，苏联的切尔诺贝利核电站发生了严重的核事故，造成放射性物质泄漏，污染了欧洲的大片地区。事故发生后，继续留在切尔诺贝利地区生活的居民很容易患上各种各样的疾病，轻则器官受到损伤，重则患上癌症。就在这个时候，硫辛酸发挥了很大的作用。当研究人员把硫辛酸用于治疗在核事故中幸存下来的居民时，发现他们之前出现的各种症状会得到缓解。这是因为硫辛酸能够消除放射性物质的高能辐射所产生的大量自由基，减轻放射线给人体造成的损伤。

我们都知道，有些重金属是有毒的，比如铅、汞等。即使身体中的重金属含量很少，也会造成氧化应激，给人带来伤害甚至死亡。而有些原本对人体有益的矿物质，一旦过量摄入也容易造成氧化应激。环境污染、工作等因素使我们有时候不知道从哪里就会摄入金属离子，引发金属中毒。硫辛酸可以与金属离子结合，抑制金属离子催化的氧化反应，减少对细胞的氧化损伤，对金属中毒有缓解作用。

· 抗老化

硫辛酸兼具水溶性及脂溶性，很容易被皮肤吸收，去除皮肤里活性氧成分，延缓老化的发展。补充足够的硫辛酸，不但可以降低紫外线对肌肤的伤害，还可以缓减年龄的增长带来的肌肤损伤，保持肌肤的活力。

⊙ 如何补充硫辛酸

实际上，人体可以自行合成硫辛酸，满足生命的需要。不过，随着年龄的增长，人体合成硫辛酸的能力会逐渐下降，因此，从食物中补充硫辛酸成了必要的手段。

在蔬菜类食物中，菠菜的硫辛酸含量最高，西蓝花和西红柿紧随其后。此外，动物的肾脏和肝脏中也含有丰富的硫辛酸。

SECTION 5

维生素 C——
抗氧化物网络的中心

我们对维生素的认识，其实是从一个最初无法理解的病症开始的。

在一二百年前，脚气病对人类来说是一种可怕的疾病。在那个时候，如果人得了脚气病，不但会全身水肿、肌肉疼痛，四肢也会丧失力气，吃不下饭、睡不着觉，甚至因为引发心律失常而死亡。当时的医生都对脚气病束手无策。

19 世纪末，荷兰医生克里斯蒂安·艾克曼开始研究脚气病。他在实验室里养了一些兔子和猴子，给这些实验动物注射一些病菌，希望能够从中找出引发脚气病的病因。可是，不论他和同事们怎么努力，动物们都没有患上脚气病。研究陷入了僵局。

为了降低实验成本，艾克曼把目标又转向价格相对低一些的鸡。没想这一决定给他带来了惊喜：实验室的鸡出现了脚气病的症状！

可是，就在艾克曼准备从病鸡身上找出脚气病的致病元凶时，那些病鸡忽然都痊愈了！这真是太奇怪了。

经过一番调查，艾克曼了解到，这些实验鸡在患脚气病之前一直吃的是白米；后来，原来的喂鸡人调走了，接替的人觉得用白米喂鸡太浪费，便换成廉价的糙米。令人没想到的是，鸡的脚气病反而好了。艾克曼意识到，自己一直要找的答案很可能就和白米有关。

艾克曼反反复复地做了无数次实验，终于认定，长期吃白米饭就是导致人们罹患脚气病的真正原因。他于 1897 年公开发表了自己的研究成果，称如果人的身体里缺乏一些东西就会生病。这些东西后来被称为维生素。引起脚气病的原因正是缺少维生素 B_1。

现在，维生素对于人体的重要作用已经人尽皆知。不管是生长、代谢，还是发育过程，维生素都必不可少。

维生素是一个庞大的家族，其中的维生素 C 和维生素 E 号称"自由基海绵"，能够强力吸收自由基，是维护人体健康的重要角色。在这一节里，我们先来了解维生素 C。

⊙ 维生素 C 是什么

16 世纪，葡萄牙航海家麦哲伦带领一众船员登上"维多利亚"号，开始了远途航行。在航行途中，船员们陆续出现了牙龈出血的症状，全身关节疼痛。随后不久，他们的牙齿开始脱落，身上布满出血点，呼吸也变得十分困难，很快就死去了。

虽然我们现在不确定船员们的病症在此前有没有在其他地方出现

过，但能肯定的是，在当时，这个病症是笼罩着船员们的噩梦，被视为恐怖的夺命瘟神。后来的结果大家都知道了，人们最终查明船员们得的是坏血病，补充维生素 C 就可以治疗。因此，维生素 C 的另一个名字就是"抗坏血酸"。

维生素 C 是一种水溶性物质。光看名字的话，很难意识到这种物质对人有什么影响，如果把它化作身体的具体生理表现，我们就能清楚地知道它的作用是什么。

当人体缺乏维生素 C 时，容易出现以下症状。

· 贫血

缺少维生素 C 的人容易出现贫血，表现为面色苍白、容易疲倦。

· 出血

缺少维生素 C 的人，如果皮肤受到挤压或碰撞时，容易出现出血点或瘀斑。同时，齿龈会肿胀出血，牙齿可能因为齿槽坏死而松动。

· 免疫力下降

缺少维生素 C 的人还会表现出免疫力下降、四肢无力等症状，出现亚健康状态。

⊙ 维生素 C 的抗氧化功效

维生素 C 具有强还原性，细胞里面被氧化的维生素 C 会被还原成抗氧化的形态，然后回到血浆中去保护蛋白质和脂肪。

维生素 C 强大的抗氧化功效包括且不限于以下几点。

· 清除自由基

高效清除自由基，减少脂质过氧化及其后续引发的肌肤炎症，减少外界因素对黑色素细胞的刺激。

· 还原黑色素

前文提到过，黑色素的形成是一个氧化过程。维生素 C 可以从源头抑制黑色素的形成，也可以利用自身的强还原性逆转黑色素的生成。

· 促进胶原蛋白合成

我们身体里的胶原蛋白会随着年龄的增长而逐渐减少，光滑、柔嫩的肌肤会开始变得松弛并且长出皱纹，处处显现出老化的痕迹。而维生素 C 可以促进胶原蛋白合成、表皮增厚，具有抗衰老功效。

· 缓解光老化

维生素 C 可以分解紫外线引起的色素沉着，帮助皮肤抵抗紫外线的损害。

⊙ 维生素 C 对疾病的预防和治疗

基于维生素 C 的抗氧化能力，它对一些疾病也可以起到预防和治疗的作用。

· 维生素 C 与心血管疾病防治

血管变硬是心血管疾病的前兆，而脂蛋白氧化是使血管变硬的第一步。

脂蛋白很容易受到自由基的攻击，好在维生素 E 会帮助脂蛋白消灭自由基。不过，维生素 E 在这么做的时候，自己也会变成自由基。水溶性的维生素 C 随着血液在身体各处行走，当遇到被氧化的维生素 E，会及时解救它，将它还原成抗氧化状态。同时，维生素 C 还会消灭沿途碰到的所有自由基，增加身体的抗氧化能力。

· 维生素 C 与糖尿病防治

葡萄糖和维生素 C 是通过同一种管道被细胞吸收的，因此维生素 C 会与葡萄糖相互竞争，以取得进入细胞的机会。如果葡萄糖赢得了胜利，不但容易引发高血糖，还会导致细胞缺乏维生素 C，使氧化压力增大，受到氧化压力的伤害。这时，及时服用维生素 C 就可以对抗身体的损伤。

· 维生素 C 与白内障防治

伦敦大学国王学院的研究人员曾展开一项研究，对 324 对女性双胞胎进行了长达数十年的随访，获取她们晶状体浑浊和从饮食中摄入维生素 C 的相关情况。

数据显示，从饮食中摄入更多维生素 C 的人群，患白内障的风险可降低 33%；而相对来说，维生素 C 摄入较少的那些人，10 年后晶状体变得浑浊的程度和概率较高一些。

维生素 C 能够有效地减轻光线对眼部晶状体的损害，起到比较好的预防白内障的效果。

⊙ 如何补充维生素 C

有人问了，这么重要的维生素 C，人的身体可以自行合成吗？答案是否定的。人类在漫长的进化过程中，逐渐丧失了合成维生素 C 的基因。

作为少数无法自行合成维生素 C 的动物中的一员，人类必须仰赖食物的补充才能获得足够的供应。新鲜蔬菜与水果中一般都含有丰富的维生素 C，例如油菜、卷心菜、辣椒、猕猴桃、柑橘等。

根据《中国居民膳食营养素参考摄入量（2013）》建议，14 岁以上人群每天维生素 C 的摄入量为 100mg，对于成年的慢性病高危人群，维生素 C 的推荐量是 200mg/天。一般来说，我们可以从日常饮食中获得足够的维生素 C。但是，现在人的生活作息大多不规律，如果碰到加班的情况，可能忙得只能吃一些快餐，根本顾不上考虑营养是否全面。长此以往，身体可能会出现缺乏维生素 C 的症状。这时，可以适当地补充一些外源性维生素 C 补充剂。

⊙ 亚马孙的馈赠——卡姆果

在遥远的南美洲亚马孙河流域，长着一种名叫卡姆果的紫红色野果。它们常年处于紫外线强烈的恶劣环境中，为了不受活性氧的侵害，它们在演化过程中修炼出了抗氧化的独门绝技——将自己体内的一部分能量练化成维生素 C。

卡姆果多分布在河流两岸。在亚马孙原住民的传说中，成熟的卡姆果掉落水中时，水里潜伏已久的鱼群会一拥而上，鱼群在抢食的过程中还会发出类似"卡姆""卡姆"的声音，于是这种果实才得名"卡姆果"。

卡姆果原本只为当地人熟知，并没有得到全世界的关注。它走入消费者的视线，是因为人们发现这种果实中含有丰富的天然维生素 C，其维生素 C 含量是柑橘类水果的几十倍甚至上百倍。卡姆果甚至取代猕猴桃，成为新一任"维生素 C 之王"。

如今，卡姆果不仅可以制作成维生素 C 补充剂，还可以加入冰激凌、酸奶中，作为一种营养强化剂。

⊙ 常见的维生素 C 来源

除了卡姆果、刺梨等维生素 C 含量极高的食材，日常食物中枣类、浆果类和柑橘类都是不错的维生素 C 来源。深色蔬菜中的维生素 C 含量比浅色蔬菜要高，新鲜蔬菜中含量更高；椒类也是高维生素 C 含量的蔬菜。生吃或快炒蔬菜时维生素 C 的损失较少。

6 维生素 E——抗氧化之星

说完维生素 C，再来看维生素 E。与维生素 C 不同，维生素 E 是脂溶性的。可能有人纳闷了，前文也提到了水溶性和脂溶性，它们究竟有什么不同？别急，我们来分别解释一下。

从字面意思上来看，很明显，水溶性是易溶于水的，脂溶性是易溶于脂肪的。

我们都知道，水是生命之源，一个成人的身体中，水的含量大约占体重的一半以上。所有营养物质的消化都必须在水中进行；同时，由此产生的代谢废物也可以随着水排出体外。因此，水溶性维生素很少在身体里贮存。不过，如果过少或过多摄入，都可能出现相应的症状，对身体健康带来不好的影响。

脂溶性维生素的载体是脂肪，被吸收后很容易在人体内贮存起来，即便短期内供应不足，也不会对身体健康产生什么影响；但是如果长时间大量摄入脂溶性维生素，就容易蓄积在体内而很难快速地排出体外，严重的话可能引起中毒。

弄懂了水溶性和脂溶性的区别，我们再来看看维生素 E 作为一种主要的抗氧化剂，究竟有什么作用。

⊙ 维生素 E 的作用

·抗氧化

维生素 E 能够抑制细胞内和细胞膜上的脂质过氧化，防止自由基对细胞的损伤。它与其他抗氧化酶（如超氧化物歧化酶、谷胱甘肽过氧化物酶等）一起，构成了生命体内的抗氧化系统，保护生命体免受自由基攻击。

·延缓细胞的衰老

曾经有研究人员做过一项实验，他们将一部分细胞用维生素 E 处理，然后观察这些被处理过的细胞和正常细胞有什么区别。实验结果显示，正常的人体细胞在繁殖和分裂 50 次后就会死亡，然而，用维生素 E 处理过的细胞可分裂 120 次以上，这样一来，细胞的寿命就延长了 2~4 倍。也就是说，维生素 E 可以有效地降低衰老的速度。

此外，维生素 E 还能抑制酪氨酸酶的活性，减少黑色素的生成，防止和避免皮肤出现色斑和色素沉淀。

·保护红细胞完整性

红细胞是血液中数量最多的一类血细胞。正常情况下，人体内红细胞的存活时间是 120 天，达到这个期限之后，衰老的红细胞就寿终正寝了。但是也有成熟的红细胞会因为遭到破坏而英年早逝，这种情况称为溶血，由此引发的生理表现就是溶血性贫血。

维生素 E 可以保护细胞和细胞内部结构的完整，是维持红细胞完整性的必要因子。如果人体内缺乏维生素 E，就容易发生溶血性贫血。例如早产的新生儿，他们各种生理功能发育尚不完善，体内的维生素 E 水平低，易发生溶血性贫血，临床上通常会用维生素 E 来治疗。

⊙ 维生素 E 的临床功效

作为人体的一种必需营养素，可以说，人人都需要维生素 E。临床上，维生素 E 对一些疾病的预防和治疗也有积极的作用。

·地中海贫血

地中海贫血又称海洋性贫血，是一组遗传性溶血性贫血疾病。在我国广东、广西及海南地区，地中海贫血的发病率相对较高。

维生素 E 可以中和地中海贫血产生的自由基，防止红细胞膜上的不饱和脂肪酸被氧化。

·老年性黄斑变性

维生素 E 可以保护视网膜上皮层不被氧化损伤，降低老年性黄斑变性发生的风险。

· 动脉粥样硬化

维生素 E 可以有效地改善脂质代谢，阻止动脉内皮细胞"泡沫化"，也可以平衡内皮细胞的胆固醇代谢，预防动脉粥样硬化疾病。

· 非酒精性脂肪肝

多数人认为，只要不过度饮酒，肝脏就不会有太大损伤。事实不是这样的。相比酒精肝，非酒精性脂肪肝是一种更常见的肝病。除酒精以外的其他因素给身体带来的氧化应激，容易造成肝功能异常。

对于肝来说，转氨酶是维持其正常运转必不可少的催化剂，而维生素 E 正好可以缓解脂质氧化引起的肝组织损害，促进非酒精性脂肪肝患者的转氨酶恢复正常，帮助改善脂肪肝的炎症损伤程度。

· 皮肤病

天然维生素 E 能通过减少氧化自由基的生成，减少黑色素的释放，从而起到减轻色素沉着和祛斑的作用。同时，它能够加快皮肤血液循环，加速新陈代谢，促进皮肤的修复。

· 保持大脑活力

维生素 E 还被视为大脑的守护神，因为它是脂溶性的，所以可以与细胞膜的脂肪共存，并将氧自由基无毒化，保护脑神经。

值得注意的是，以上疾病的患者在服用维生素 E 时，需要遵从医生的指导，不能擅自决定用药方法和剂量。

⊙ 哪些人需要补充维生素 E

如果人的身体里缺乏维生素 E，可能引起溶血性贫血、衰老等疾病或症状，还可能出现脱发、头发分叉等情况（虽然出现这些问题的直接原因不一定都是缺乏维生素 E，但是都与缺乏维生素 E 有一定程度的关系）。这也意味着，以下人群要适当补充维生素 E。

⊙ 饮食不均衡、营养不足的人。
⊙ 患有胃肠道疾病的人。
⊙ 出现早衰症状的人。
⊙ 患有皮肤炎、色斑的人。

⊙ 如何补充维生素 E

看似微量的元素，但是少一点都不行，否则身体就会出现问题。那么，应该怎么补充维生素 E 呢？

根据《中国居民膳食营养素参考摄入量》（2013 版）推荐，一个成年人每天宜摄入的维生素 E 含量为 14mg。

食物是我们获取维生素 E 的主要来源。维生素 E 含量比较多的食物通常是种子类及从中提取的油脂。

·豆类及豆制品

如黄豆、黑豆、赤小豆、豆腐皮、豆浆、豆腐干等。

· **坚果**

如核桃、榛子、葵花子、松子仁、西瓜子仁、杏仁、花生仁等。

· **植物油**

如亚麻籽油、大豆油、辣椒油、芝麻油、菜籽油、葵花子油、玉米油、花生油等。

· **其他**

鸡蛋、香菜、桑葚、石榴等也含有丰富的维生素 E。

对于一般人来说，只要保持良好的饮食习惯，均衡地摄入营养，不太可能出现缺乏维生素 E 的情况，因此也不需要额外吃维生素 E 补充剂。天然的、均衡的饮食才是更安全、健康的。

对于一些患有疾病的人来说，如果需要额外补充维生素 E，最好先咨询医生的意见，在其专业指导下进行。

SECTION

7 更多常见的抗氧化剂

现在，人们发现的抗氧化剂已有上百种，除了前面介绍的几种，还有一些常见的抗氧化剂。

⊙ 辅酶 Q10——维护心脏健康

当今世界上，威胁人类健康的严重疾病中，其中一种就是心血管疾病。心脏对于人类的重要性不言而喻——人的一生就是心脏跳动的一生，一旦心脏停止跳动，那么也意味着生命走到了尽头。可以说，在全身大大小小的器官中，心脏的工作是最辛苦的。

日常生活中，我们可能会以为心脏病都是突然爆发的，但事实上，在发病之前，身体里已经遭受了无数危及心脏的损伤。

⊙ 胸闷气短，头晕眼花，还会出现心悸。

⊙ 偶尔感到头晕，全身乏力，少量运动也感到难受。

⊙ 偶尔出现心绞痛。

⊙ 左肩时常疼痛，手臂发麻。

出现了这些症状之后，有的人休息一下就觉得身体又没事了，因此没有引起重视。但其实这些很有可能是心脏发出的警告。

现代人有一些不好的生活习惯，例如抽烟饮酒、熬夜、暴饮暴食等。当我们放飞自我时，自由基会趁机在体内捣乱，引发一系列免疫反应，甚至损伤血管的内壁。时间长了，冠状动脉的血液流通不畅，心肌无法及时获得供给，则会出现间歇性缺氧，心脏的跳动就会变得迟缓，甚至会突然停止跳动。

在检查各种心脏病患者的心脏组织切片时，专家们发现，大部分心脏病患者的辅酶Q10都严重不足。这究竟是一种什么物质呢？

辅酶Q10存在于我们身体的每一个细胞中，其中含量最多的地方就是心脏和肝脏。一个人20岁时，身体自主合成辅酶Q10的能力是最强的，体内的辅酶Q10含量会达到顶峰。随后，身体自主合成辅酶Q10的能力会随着年龄的增长而逐年下降，也就是说，体内的辅酶Q10含量会越来越少。这样一来，人体细胞，尤其是心脏细胞的代谢功能也会下降，心脏的各种问题也就产生了。

几乎目前看到的所有证据都在告诉我们，辅酶Q10具有强大的抗氧化作用，能帮助身体对抗多余的自由基，有助于身体的器官和组织维持正常的运作状态，尤其是提高心肌功能，防止动脉粥样硬化，大大降低心脏猝死的风险。

⊙ 类黄酮——维持血管正常状态

对很多人来说，类黄酮可能比较陌生。它也具有很强的抗氧化和清除自由基的功能，尤其是对血管具有重要的保护作用。

类黄酮又被称为生物类黄酮，广泛存在于水果、蔬菜、谷物等食物中。如今，我们已经确认的类黄酮超过了 4000 种，它们可以大致分为以下几类。

⊙ 黄酮醇类：如槲皮素，是最常见的类黄酮。很多蔬菜和水果中都含有槲皮素，其中红洋葱的槲皮素含量最高。

⊙ 黄酮类或黄碱素类：如甜椒中的木犀草素、芹菜中的芹菜素。

⊙ 异黄酮类：主要存在于豆类中。

⊙ 黄烷酮类：如柚皮苷、橙皮苷，多存在于柑橘类水果中。

⊙ 黄烷醇类：一种天然植物化合物，主要为儿茶素。绿茶中的儿茶素含量最丰富。

⊙ 花青素类：一种水溶性色素，主要见于植物。不同的植物，花青素的含量也不相同。

⊙ 原花青素类：一般为红棕色粉末，葡萄、花生皮、松树皮中都含有丰富的原花青素。

从大动脉到毛细血管，人的身体里布满了大大小小的血管。如果将所有血管连接起来，大约有10万千米。血管是人体供能的主运通道，一旦出现问题，就会威胁生命。然而，血管十分脆弱，尤其是直径只有100微米的毛细血管，非常容易出现问题。

缺乏类黄酮是引起毛细血管脆化的原因之一。类黄酮不但可以增强血管壁的韧性，还能清除血管壁上的坏胆固醇，缓解和改善血管硬化。目前在临床上，类黄酮被广泛地用于血管的保护。

⊙ 类胡萝卜素——不容忽视的抗氧化剂

类胡萝卜素是蔬菜中常见的营养元素，对我们身体的健康很有益处。主要的类胡萝卜素有 α-胡萝卜素、β-胡萝卜素、γ-胡萝卜素、叶黄素、番茄红素。

就拿叶黄素来说，相信很多人都很熟悉。叶黄素主要存在于眼睛的视网膜、晶状体、角膜等组织中，是眼睛维持正常功能所必需的元素。它不但可以过滤蓝光，具有很强的抗氧化作用，还有益于维持正常的视觉，防止视网膜损伤。但是，人体无法自行合成叶黄素。

像胡萝卜、木瓜、甘蓝、橙子、油菜等蔬菜中都含有丰富的类胡萝卜素。

简单有效的
日常抗氧化方案

和一百年前相比，我们如今的生活方式发生了翻天覆地的变化。

一方面是与化学相关的：现代工厂制造了大量的化工产品，如农药化肥、食品添加剂、塑料制品等，在生产和使用这些化工产品的过程中，大量的化学污染也随之产生，影响人类赖以生存的环境。

另一方面是与物理相关的：人类最初出现在地球上时，没有包裹得严严实实的衣服，也没有具有一定厚度的鞋子，大部分是赤身裸体光着脚。随着人类社会的发展，人类不但穿上了漂亮衣服和鞋子，还住进了高楼，与自然的联系越来越疏远。

1 感受大地的力量

前文说过，由环境污染和生活方式带来的自由基可以破坏正常细胞，给人类带来各种各样的疾病。追溯其根本原因，就在于人类远离了大地母亲的怀抱，没有让大地"取之不尽，用之不竭"的天然治愈能量进入体内。因此，抗氧化的第一步，就是拉近与自然的距离，从接地气做起。

⊙ 每个人都是一台电器

1780 年，意大利医生伽伐尼在帮助患者处理伤口时，突然看到铜线触碰受伤的组织时会闪出电火花。这是怎么回事？伽伐尼产生了疑问。

为了找到答案，伽伐尼又用青蛙做了实验。当他用两根金属棒分别探测死亡青蛙的肌肉时，会看到电火花，青蛙腿部的肌肉也会剧烈地痉挛，好似受到了电流的刺激。

为了证明蛙腿是否真的带电，伽伐尼又反复进行了很多次实验。他发现，无论是晴天还是雷雨天，无论在室外还是在封闭的房间，当他重复这个实验时，蛙腿都会抽搐。具有丰富经验的伽伐尼认为，这个电不是外来电，而是动物本身具有的。两种不同金属与之接触，就把这种电激发出来了。

伽伐尼发现的就是生物电。

你可以看看四周，是不是充满了各种各样的电器、电线？电是现代文明的象征，如果没有电，生活也会黯然失色。但很多人不知道的是，其实我们人类也是带生物电的"电器"。

我们身体最基本的运作单位就是细胞，细胞膜内面带负电，细胞膜外面带正电，无论细胞是安静的还是运动的，都存在电荷的变化，这就是生物电现象。

人的任何活动和行为都和生物电有关。当人体感受到外界的刺激之后，感觉器官会将信息通过神经脉冲传递给大脑，大脑经过分析和判断之后，又通过神经脉冲把指令传递给相应的器官，指导机体做出正确的反应。在这个过程中，信息的传递就是通过生物电来完成的。

⊙ 接地气，将静电释放到大地中去

人的身体是一个导体，经常会从周围的环境中吸收静电，尤其是秋冬季节。然而，我们如今穿着用绝缘体做的鞋子，住在远离地面的高楼大厦中，很少有机会将身体里积存的电荷完全释放出去。如果人体中的电荷积存过多，就会影响人体内分泌的平衡，不但扰乱人的心绪，还有可能带来失眠或疾病等负面影响。

怎样才能避免过多的电荷给人体带来危害呢？医学专家认为，人们应当多接触大地，将体内的电荷释放到大地中。说通俗点，就是接地气。

在日常生活中，如果能够做到坚持接地气，有助于修复人体的抗氧化系统，排除体内的电荷，减少自由基的生成，维持身体的健康状态。

无论白天还是晚上，只要有条件，我们就可以随时接地气。

- ⊙ 赤脚站在泥土地、红砖地或水泥地上（柏油路面除外）；如果站在沙滩等湿泥地上，效果更好。
- ⊙ 可以坐在地上（或椅子上），脱掉鞋子，让双脚直接接触大地。
- ⊙ 让身体的任何一个部位（如手掌、手臂、腿部等）接触地面，也能够接收来自大地的能量。
- ⊙ 如果用手指捏住新鲜的树叶或者触摸植物的茎干，也可以达到接地气的效果。

从今天开始，多接接地气吧！

SECTION

2 少吃碳水化合物

对于人类来说，碳水化合物是我们维持生命活动必需的能量来源。无论是米饭、面条，还是奶茶、甜点，碳水食物都让人快乐。但是，近些年来，越来越多的人意识到碳水食物对健康的影响，于是开始尝试"控糖""控碳水"。

《新英格兰医学杂志》（NEJM）是世界顶级医学期刊之一，它曾经发表了一项大型研究，通过对全球近 14 万人进行随访和分析后发现，经常吃高升糖指数的碳水化合物的人更容易罹患心肌梗死、中风等心血管疾病，并由此危害生命。研究人员还强调，在日常生活中要时刻关注食物的升糖指数（GI），少吃高升糖指数食物，否则容易造成血糖波动过大。

⊙ 七大碳水化合物食物

作为能量代谢的底物，碳水化合物会影响生命体内血糖、胰岛素和脂肪的代谢。《新英格兰医学杂志》发表的一项研究成果中，根据升糖指数，将平时常吃的碳水化合物食物分为七大类。

⊙ 非豆类淀粉类食物（平均升糖指数 93）。
⊙ 含糖饮料（平均升糖指数 87）。
⊙ 水果（平均升糖指数 69）。
⊙ 果汁（平均升糖指数 68）。
⊙ 非淀粉类蔬菜（平均升糖指数 54）。
⊙ 豆类（平均升糖指数 42）。
⊙ 乳制品（平均升糖指数 38）。

一般来说，大部分天然食物，如未经加工的水果、蔬菜、豆类和全谷物，升糖指数都低一些。

⊙ 什么是精制碳水化合物

普通的大米和面粉属于碳水化合物食物，而经过精细加工的白米、白面、蛋糕、甜点、奶茶等就是精制碳水化合物食物。有时候我们买的白米、白面的包装袋上会印有"精制"的字样，说明它们经过了精细加工，属于精制碳水化合物食物。

和普通的碳水化合物相比，精制碳水化合物有什么特点呢？在它们的加工过程中，会去除膳食纤维和维生素等物质，留下大量的淀粉。当这些淀粉被人摄入后，会被迅速地消化分解，进而导致血糖快速升高，长此以往容易罹患高血糖、糖尿病等。此外，如果我们摄入的淀粉含量超过了身体的需要，无法被完全代谢，就会转化成脂肪，堆积在肝脏内，长此以往，会形成脂肪肝，并使人越来越胖。

最典型的精制碳水化合物就是各种含糖饮料，例如可乐、果味汽水等，它们的含糖量都非常高。

⊙ 控糖控的是什么

根据世界卫生组织的建议，一个成年人每天的游离糖摄入最好不超过每天供能的5%。《中国居民膳食指南（2022）》提出的控糖建议是，每天添加糖的供能最好不超过总能量的5%，也就是说摄入量最好不要超过25g。

什么是游离糖和添加糖？我们先要对"糖"有个全面的认识。在现实生活中，"糖"就是碳水化合物的另一个称呼。通常，糖可以按照分子结构的特点分为以下几类。

⊙ 单糖：不能被水解成更小单元的糖，如果糖、葡萄糖、半乳糖。

⊙ 双糖：两个单糖聚合在一起就是双糖，如蔗糖、麦芽糖和乳糖。

⊙ 低聚糖：几个单糖（2到10个）聚合在一起就是低聚糖，也可以叫"寡糖"或"寡聚糖"。低聚糖往往不能被人体消化吸收，如低聚果糖、低聚半乳糖。

⊙ 多糖：10个以上的单糖分子聚合起来形成的大分子就是多

糖。它又可以分为两类，其中完全由葡萄糖聚合而成的是淀粉，可以被人体消化、吸收并产生热量；其他单糖聚合而成、不能被人体消化吸收的，是膳食纤维。

简单来说，游离糖和添加糖是指单糖和双糖，富含这类糖的食物主要有：

⊙ 白砂糖、红糖、冰糖，它们的主要成分是蔗糖。
⊙ 糖果、甜点、甜味饮料，它们的成分有蔗糖、葡萄糖、果糖、麦芽糖等。
⊙ 蜂蜜，它的主要成分是果糖和葡萄糖。
⊙ 果汁。
⊙ 各种糖浆。

这些食物的味道甜美，容易诱发人的食欲，并且越吃越多，进而摄入过度的热量；同时，这些食物能够被人体快速地吸收，影响血糖指数，还有可能加快脂肪的囤积。我们平常所说的"控糖"或"戒糖"，就是说要少吃这类食物。

⊙ 碳水化合物怎么吃

虽然我们不可能完全一板一眼地按照科学的方式来生活，但是如果根据科学的指导，适当改善自己的生活习惯，就会带来很多益处。就拿少吃碳水化合物这件事来说，精确地度量自己每天的吃食有点困难，但是我们的心里要时刻有杆秤，每次进食之前大概判断一下，哪些食物应该少吃一点。

正常来说，一个成年人，一天的碳水化合物摄入量为 150 ～ 350g 之间。如果按正常口径的饭碗来衡量，150g 碳水化合物相当于 3 小碗饭，350g 碳水化合物相当于 6 碗饭。

根据个体的差异，像运动员等体力耗损很大的，可以多吃一些碳水化合物，因为他们可以通过高强度的活动代谢掉多余的糖分。而如果一个人每天的活动量很小的话，那么就应该控制碳水化合物的摄入量，可以试试每顿把主食当点心，少量摄入，多吃蔬菜和肉类等其他食物。

也有人会每顿饭把粗粮、细粮搭配着吃，这样做固然很好，但是对于工作繁忙的上班族来说，有时候准备这些食材会有点麻烦。在这里可以推荐一个更省事的控制碳水化合物的办法，那就是让自己的每一餐都有不同的侧重点，例如早餐主要吃的是蛋白质的话，那么午餐可以多摄入碳水化合物和脂肪，晚餐则以补充膳食纤维和维生素为主。

推荐一个很容易掌握的三餐方案。

⊙ 早餐：鸡蛋、牛奶、燕麦片。
⊙ 午餐：肉、菜和主食（如少量米饭）。
⊙ 晚餐：粗粮、杂粮以及绿叶蔬菜。

这样安排的话，既平衡了碳水化合物的摄入量，也考虑到了各方面的营养，不容易长胖，最主要是简便易操作。

SECTION 3 减少食用红肉

毫不夸张地说，"吃肉"的本能几乎刻在每一个中国人的基因里。如果问一个辛苦工作了一天的人，最想吃点什么来犒劳一下自己？大多数人的答案都是，肉！

猪肉、牛肉、羊肉、香肠等肉制品是中国居民餐桌上的常见食品，不过近年来，很多研究都显示，如果吃多了"红肉"，会影响身体健康，增加患糖尿病、心血管疾病，甚至多种癌症的风险。

⊙ 怎么辨别红肉

肉，可以分为红肉和白肉。通常来讲，哺乳动物如常见的牛、羊、鹿、驴、马、猪、兔等，其肌肉称为"红肉"。鸡、鸭、鹌鹑等禽类和鱼、虾、贝类等海鲜水产品，则被称为"白肉"。

怎么区分一块肉是红肉还是白肉呢？最简单的方法就是看生肉的

颜色，红肉里的肌红蛋白遇到氧气后让肉呈现出红色。

牛肉和羊肉是典型的红肉，鸡肉是典型的白肉。但不是所有的肉类都可以靠颜色来区分，也存在一些例外情况，例如三文鱼，它属于白肉，但由于它以藻类、鱼虾为食，体内的虾青素使得三文鱼肉呈现出橙红色。

越来越多的研究表明，摄入过量的红肉会增加罹患心血管疾病和癌症的风险。相比之下，白肉对身体的危害更小一些。

⊙ 红肉对身体的危害

红肉里含有丰富的铁、磷等元素，其中铁以血红素铁的形式存在。如果大量吃红肉，就会摄入较多的血红素铁，但红肉也存在对健康的不利影响。

·红肉可伤血管，引发心血管疾病

相对鸡、鱼等白肉来说，红肉中的脂肪多为饱和脂肪，而饱和脂肪是导致动脉硬化的重要原因。

·可能致癌，增加健康风险

在加工、烹饪的过程中，高温和油烟的环境容易导致红肉释放多种致癌物。世界卫生组织下属的国际癌症研究机构已经将红肉列为可能对人类致癌的物质，腌肉、腊肠等加工肉更是被明确列为致癌物质。

• 可能引发糖尿病、心脏病等

2021 年，英国牛津大学的研究团队在 *BMC Medicine* 医学杂志上发表了一项研究，声称如果红肉和加工肉类摄入总量较多，会增加罹患 25 种疾病（癌症除外）的风险，包括肺炎、糖尿病、心脏病等。研究发现，每天多摄入 50g 红肉，肺炎风险升高 22%、糖尿病风险升高 21%、缺血性心脏病风险升高 16%；每天多摄入 20g 加工肉类，肺炎风险升高 23%、糖尿病风险升高 24%、缺血性心脏病风险升高 9%。

⊙ 少吃红肉，做个聪明的食肉者

根据《中国居民膳食指南（2022）》建议，一个 18~65 岁的成年人每周的畜禽肉摄入量为 280~525g，平均是 7~10.5 份，每份相当于一个掌心的大小。

要想健康吃红肉，需要注意下面几点。

⊙ 日常饮食应该尽量选择瘦肉，如里脊肉。少吃脂肪含量高的肉，如五花肉和肥牛等。

⊙ 尽量吃新鲜的肉，现买现吃，冷冻最好不超过一个月。在冷冻状态下，肉虽然不会繁殖大量细菌，但一旦化冻，会比鲜肉更容易滋生细菌。因此，肉解冻后最好不要再次冷冻。

⊙ 少吃腌制肉和火腿腊肠等加工肉制品。

⊙ 尽量采用蒸、煮等低温烹调的方式，注意烹调时经常给肉类翻面，避免吃烧焦、烧糊的部分。

⊙ 可将肉切成肉馅，用来做包子、饺子等。还可以将肉切成块，或丝、丁、片，与其他蔬菜搭配食用，既可控制摄入量，又利于均衡营养。

⊙ 烤肉之前可以先把肉放在微波炉里加热，等到中间已有部分肉熟了之后再去烤制，这样可以减少有害物质的生成。要注意避免直接将肉放在明火或热的金属表面烤制。

⊙ 肉类加热过程中滴下来的油脂直接丢弃，不要收集起来再吃。

4 不用重复使用的油脂烹饪

　　油是美食的灵魂，起锅之前淋上一勺热油，伴随着清脆的欻啦声，食物完成了华丽的变身，口感、气味和色泽都达到最诱人的程度。

　　在厨房中，食用油的地位举足轻重，几乎炒什么菜都离不开它。煎、炒、烹、炸、煮、炖、焖、腌、卤、酱、拌、烤、蒸，烹饪方式多种多样，其中大多数烹饪方法都少不了食用油的助力。在烹饪过程中加入适量的油是有利于健康的，但是有一点需要引起注意，用油有讲究，如果摄入过量或食用劣质油，也会给身体带来危害。

⊙ 吃油的误区，你了解吗

　　家里煎炸食物时剩下的油怎么处理呢？

　　油炸是传统的食物加工方法之一。对于煎炸食物时剩下的油，很多家庭会选择留下来，用它们继续炒菜。殊不知，这种做法给健康埋下了隐患。

用油煎炸食物时，油脂长时间处于高温的环境下，会发生氧化、水解、聚合等反应，并在这些过程中产生醛、酮、内酯等化学物质。如果经常食用反复煎炸的油，导致这些化学物质在体内蓄积，就会影响身体的健康。

因此，煎炸食物后剩下的油最好不要反复使用。这些剩油也不是完全不能用，只煎炸过一次的剩油可以用来做凉拌菜。在食用这种剩油之前，需要将油脂静置一段时间，让其中的残渣沉淀下来，然后留上层较为清澈的部分食用。

保存剩油时要注意几点：一是避光密封保存；二是尽快用完；三是避免再次高温加热。

⊙ 如何健康吃油

日常生活中，一般有以下几种类型的食用油。

·高油酸型

如橄榄油、茶籽油、菜籽油，富含油酸，即一种 ω-9 单不饱和脂肪酸。

橄榄油中含有多种抗氧化物，如橄榄多酚、角鲨烯等，对心血管有一定的保护作用。茶籽油也被称为"东方橄榄油"，营养成分跟橄榄油差不多，但性价比更高。相比前两种，菜籽油更常见，虽然油酸含量略低于前两种，但也达到了 64%，同时饱和脂肪酸的含量最低。

高油酸型的植物油稳定性较高，精炼程度越高（如一级、二级食用油）越耐高温。但精炼的同时会去除油中的有益成分，因此，如果低温烹调（如凉拌、炖煮）使用非精炼的植物油营养价值更高。

· 均衡型

如花生油、芝麻油、稻米油，这几类油中单不饱和脂肪酸与多不饱和脂肪酸含量较为均衡。

花生油中含有胡萝卜素以及维生素 E 等营养物质。芝麻油中则含有丰富的芝麻酚以及维生素 E 等，有抗氧化的作用，能在一定程度上降低心血管疾病风险。

花生油适合用来炒菜，避免高温油炸。芝麻油多用于凉拌、蘸料。

· 高亚油酸型

如大豆油、葵花子油、玉米油，这些油中富含 ω-6 多不饱和脂肪酸，玉米油、葵花子油富含亚油酸，这种脂肪酸是人体必需脂肪酸。另外，这些油中含有维生素 E、植物固醇等抗氧化物，有利于维护心血管健康。

一般来说，这几种油适合用于低温烹调，比如炖、煮、炒等。亚麻籽油、紫苏油等也是大家购油的"新宠"，它们富含 ω-3 脂肪酸的 α-亚麻酸（一种人体必需的脂肪酸），这两种油脂产量较低，营养价值高，价格也比较高，同样不适合高温烹调。

不管用哪种油，都需要牢记三点。

·选择合适的容器：玻璃或者瓷质

最好选择不透明的玻璃油壶或者瓷质油壶，可以有效防止紫外线照射。将油壶存放在橱柜等避光阴凉处，每次使用后都要拧紧盖子。另外，还要注意不要将旧油和新油混杂。等到油壶内的油用光后，将油壶清洗干净，干燥后再倒入新油，这样可以减少新油的氧化。

·控制每日油摄入量：25~30g

根据《中国居民膳食指南（2022）》建议，每日烹调油的摄入量为25~30g。推荐多用蒸、煮、炖、焖、熘、拌等少油的烹饪方式，少吃油炸食品。

·控制油温：150~180℃

很多家庭有个不好的习惯，即看到油锅冒烟时才会将菜倒进去翻炒，可是此时油温超过了200℃，油脂已经发生加热劣变，很有可能产生各种有毒的化学物质。

烹调时，油温应控制在150~180℃。到底如何判断油温呢？可以通过观察油面的状态来判断：当油面开始翻滚时，即出现波纹但尚未冒出油烟，就可以将菜料倒入锅中了。还有一种办法判断油温，锅中放油的同时丢入一小条葱丝，当看到葱丝四周冒出较多的小气泡时就将菜料倒进去。

SECTION

5 摆脱有毒的香烟

烟雾缭绕会让人浮想联翩，感觉置身于仙境，但如果这烟雾是香烟的话，就另当别论了。

⊙ 一根烟里有什么

有事没事，来根香烟。一根烟里到底有什么呢？

当香烟被点燃的那一刻，会释放尼古丁、一氧化碳、焦油等有毒物质，它们被再次吸入到体内后，会导致大量自由基产生，自由基具有强氧化性，会增强身体的氧化应激。

这不是危言耸听，香烟中最主要的成分就是尼古丁，又称为烟碱，是一种难闻、味苦、无色透明的油状液态物质。尼古丁可以通过皮肤，快速渗入人们的身体。吸入体内的尼古丁只需 7.5s 就可以到达大脑，刺激中枢神经系统，使吸烟者产生一种愉悦的感觉。然而，大概半小时后，尼古丁水平降低，又会抑制中枢神经系统，使吸烟者感到烦躁、不适、头痛，甚至渴望再吸一支烟。

尼古丁对身体有很多危害，如：可能引起胃痛及其他胃病；造成血压升高、心跳加快，甚至诱发心脏病；损害支气管黏膜，引发气管炎；影响中枢神经系统，促发癌症。

尼古丁的毒性如何？1支香烟中的尼古丁可以毒死1只小白鼠；40~60mg纯尼古丁可以让人立即死亡。

⊙ 你吸入的每一口烟，都在让你和你爱的人慢性中毒

吸烟的形式主要分为两种，主动吸烟和被动吸烟。

主动吸烟是吸烟者自己把香烟烟雾吸进体内。

被动吸烟是由于吸烟造成的烟雾污染了附近的空气，使得附近的人被迫呼吸了被污染的空气，也就是我们常说的二手烟。

吸烟者吸烟的时候，吐出来的烟雾会在其穿的衣服和周围的环境，以及周围人的衣服上留下印记，当其他人吸入这些烟草残留物的时候，也是一种被动吸烟的方式，又叫三手烟。

可见，一人吸烟，自己及周围的人都会受到影响。

⊙ 戒烟小妙招

吸烟有害健康，这句劝诫人人皆知。一旦入了香烟的坑，想要挣脱出来很不容易。尼古丁的强成瘾性会阻碍很多人的戒烟行动。烟草依赖早已被世界卫生组织定义为一种成瘾性疾病。判断一个吸烟者是否有烟草依赖，可以看他是否出现了以下两个典型表现。

首先，看吸烟者是否陷入了"焦虑—抽根烟缓解下情绪—更焦虑"的上瘾式情绪循环。当一个人被烟草依赖绑架时，情绪会出现波动。当他吸烟时，烟草中的尼古丁被吸入肺部，随后通过血液到达脑部。大脑中的尼古丁乙酰胆碱受体被激活，促进多巴胺的释放，会让吸烟者产生一种无比愉悦的感受。6~8小时之后，吸烟者体内的尼古丁被代谢掉，多巴胺的分泌也会迅速减少，此时就可能出现烦躁、不适等情绪。直到再一次吸烟，吸烟者又会再次感觉愉悦。

其次，看吸烟者的抽烟量是否逐渐增大：一开始每天抽三根；过了一段时间，一天不抽十根就浑身不舒服；再到一天抽一包，甚至一天抽两包……当吸烟者的抽烟频率越来越高时，说明他对尼古丁越来越不敏感，对尼古丁产生了耐受性。

烟瘾是病，无须硬扛。单靠意志力戒烟很难成功，可以及时咨询专业的戒烟门诊，采用临床干预的手段。

此外，下面这些戒烟小妙招也有一定的帮助。

⊙ 扔掉所有吸烟用具，诸如打火机、烟灰缸等。

⊙ 写下必须戒烟的理由，如为了自己的健康、为了家人等，犯烟瘾的时候就提醒自己。

⊙ 制订戒烟计划，循序渐进地减少自己吸烟的数量。

⊙ 安排一些体育活动，如游泳、跑步等，既锻炼了身体，又转移了注意力。

⊙ 避免接触以往经常吸烟的场所或活动。

⊙ 戒烟的十二个阶段

《中国临床戒烟指南（2015 年版）》介绍了成功戒烟的十二个阶段。

·第一阶段：对戒烟感兴趣

当你开始对戒烟感兴趣，说明此时已经认定了戒烟对身体健康的益处。

·第二阶段：能列出戒烟的理由

列出戒烟的理由，是为了更加坚定戒烟的决心。不论是为了自己的身体健康，还是为了家人，一个深刻的理由会成为戒烟的动力，促使自己远离香烟。

·第三阶段：考虑设立戒烟日

有了戒烟的动机，接下来就是考虑具体如何实施戒烟行动。考虑设立戒烟日，并安排好之后的计划，让戒烟之路更加顺畅。

· 第四阶段：设立了戒烟日

这才是开始戒烟的第一步。好的开始就是成功的一半，因此，设立哪一天开始戒烟十分重要，一旦确定，就要真正地付出行动。

· 第五阶段：没戒，但减量了

尼古丁的力量不容小觑，要想一下子就把烟戒除是很难的，大部分人都做不到。慢慢减少吸烟量是一个有效的办法。

· 第六阶段：戒了，但几小时内复吸

很多戒烟的人都是这样，刚表示戒烟没多久，就抵抗不住烟瘾的折磨，又点燃一根烟。这并不意味着戒烟行动彻底失败。戒烟本就是个长期的过程，其中难免出现一些小波折。

· 第七阶段：戒了 24 小时以上，但又复吸了

如果到了这个阶段，那么恭喜你，你已经可以做到在一段相对较长的时间里抑制住吸烟的欲望了。

· 第八阶段：几天（少于 1 周）没吸烟

如果可以连续好几天都不吸烟，代表向戒烟成功的目标又前进了一大步。尽管几天之后还是有可能抽一两根香烟，也无须担心，只要戒烟的决心还在，行动就依然是顺利的。

· 第九阶段：1 周没吸烟

如果你已经 1 周没有吸烟了，表示你离成功很近了，对烟草的依赖也在逐渐解除。

· 第十阶段：1 个月没吸烟

到了这一阶段，基本上可以认定你的戒烟行动成功了。

· 第十一阶段：1 年没吸烟

如果 1 年都没有复吸，说明你是一个有毅力的人，也成功抵制住了身边其他吸烟者的诱惑。这时你需要做的，就是继续保持不吸烟的好习惯，加强自我管理。

· 第十二阶段：5 年没吸烟

假如 5 年都没有复吸，那么你已经真正地戒除了烟瘾。期待你可以以身作则，帮助更多吸烟者尽早戒除烟瘾。

SECTION

6 | 饮酒要适量

"酒是粮食精，越喝越年轻"，这是爱喝酒的人常常挂在嘴边的一句话。对于很多人来说，聚餐的时候不喝点儿酒，这顿饭就似乎少了很多趣味。

⊙ 酒的诱惑

众所周知，饮酒有害健康。酒精在肝脏分解代谢的过程中，会产生自由基，若是饮酒过量，产生的自由基超出身体的承受范围，就会增强氧化应激。据世界卫生组织统计，全球每年有近300万人的死因与酒精有关，一方面表现为酒驾，另一方面表现为过度饮酒带来的各种疾病。

逢年过节的时候，由于过度饮酒被送进急诊室的人数急剧增加，可见酒对身体的伤害有多大。喝酒不但会引起胃黏膜损伤，导致胃出血，还可能增加患心血管疾病、癌症等疾病的风险。

那么，酒到底能不能喝，能喝多少？这个问题并没有确切的答案。每个人都需要根据自身情况，将饮酒量控制在合适的水平，尽量降低饮酒对身体的危害。说到底，还是喝得越少越好。

如果你原本就不喝酒，那么也无须为了活血、助眠等理由而刻意开始喝酒。孕妇、哺乳期、儿童和青少年都不应饮酒。

⊙ 相对安全的喝酒指南

如果是酗酒者，要想重获身体健康，最好将酒瘾戒掉。如果一时戒不掉，可以逐渐减少酒精的摄入量。如果只是奉行"小酌怡情"的喝酒爱好者，建议平时饮酒量控制在低风险，不要贪杯。当碰到实在无法避免的酒局时，可以参考以下几点。

·喝酒之前做好准备

酒精一旦摄入体内，可以很快被胃肠道吸收。如果一上桌就开启一杯接一杯的豪放模式，那估计要不了半小时，人就已经进入飘飘欲仙的境界了。这一场酒下来，五脏六腑都会因为酒精的攻击而饱受摧残。要想做到"众人皆醉我独醒"，减少酒精对身体的伤害，可以在开喝之前吃点主食，或者喝一杯牛奶，给胃套上一层保护膜。

·避免喝假酒

如今的市场鱼龙混杂，酒也有好坏之分。把"矛台"当成茅台喝了或许没事，但要是误把甲醇当成乙醇喝进肚子里，那就得从酒桌上被抬到手术台上了。一定要通过正规渠道购买正规酒，不要贪图便宜而购买"三无"产品。

·不要喝太多

根据《中国居民膳食指南（2022）》建议，成年人一天饮酒的最大酒精量不超过 15g，大约相当于 4% 的啤酒 450 毫升、12% 的葡萄酒 150 毫升、38% 的白酒 50 毫升或 52% 的高度白酒 30 毫升。如果身体状态欠佳，正在服用可能会与酒精产生作用的药物，或者本身患有其他疾病，如胃炎、肝脏疾病等，都应该禁止饮酒。

·不要盲目劝酒

每个人的体质不同，代谢酒精的能力也存在差异，因此有的人酒量大，觉得喝一两白酒是"小意思"，但也有一些人酒量小，哪怕只喝两口就承受不住了。和别人一起喝酒的时候，不能以自己的标准来衡量他人，不盲目劝酒，不必用"不喝就是不给我面子"之类的言语来"道德绑架"对方。

^{SECTION}
7 充分运动但不要过量运动

前文已经介绍，运动过度会增加身体里的自由基浓度，造成一定损伤。此外，剧烈运动后身体为了弥补运动消耗，会产生一些激素，这些激素会导致免疫系统功能暂时下降，进而导致人体对感染的抵抗能力下降。

过量运动还有可能带来心肌纤维化、心律失常、血管钙化等问题，危害身体健康。

⊙ 如何判断运动过量

> ⊙ 肌肉疼痛的次数增加。
>
> ⊙ 受伤的次数越来越多。
>
> ⊙ 晨起脉搏次数异常升高。
>
> ⊙ 容易暴躁，在下次运动前肌肉仍感觉疲劳。

⊙ 失眠或者睡眠质量下降。

⊙ 肌肉围度与体重非但不增加，而且还呈现减少趋势。

⊙ 长期厌食，食欲缺乏。

⊙ 运动后马上感觉头晕、呼吸困难、定向力障碍、精神恍惚、心脏跳动快和脱水。

如果你运动后出现了以上任意一项症状，就需要引起警惕；如果出现两项及以上症状，表明你已经过度运动了，应当重新制订运动计划，减少运动量。

我们总说运动强度要由低向高，那怎么区分运动强度呢？也有个简单的判断方法。

⊙ 如果你可以一边运动，一边唱歌和交谈，这属于低强度运动。

⊙ 如果你运动时基本能够连续说话（不能唱歌），这属于中等强度运动。

⊙ 如果你说一两句话就不得不停下来喘气，根本说不出一句完整的话，这就属于高强度的运动。

⊙ 如何避免运动过量

·切勿制定过高标准

有些人为自己定了很高的标准，比如动不动就采取马拉松的训练模式，这种高强度的运动会给健康带来很大的损伤。在制订运动计划时要充分考量自己的身体条件，保持中等的运动强度即可。

• 运动后要充分休息

如果发现自己的心率较高、恢复速度较慢或是心情无法平静，就需要及时减少运动时间。如果这一天的运动量饱和了，第二天就不能继续运动，而是应该充分休息，等身体恢复之后再开始运动也不晚。

• 其他注意事项

当我们运动时，体能消耗较大，因此要保证通过饮食摄入足够的蛋白质、脂肪等营养物质，并且要注意食物的比例，主食要吃够，尽量少吃维生素、矿物质含量较少的高热量食物。

如果你的精神压力较大，或者患有感冒等疾病，最好不要进行运动，否则会有引发其他疾病的风险。

总之，每周保持适量的运动对健康是非常有帮助的。不过，对于大多数现代都市人来说，需要担心的不是运动过量，而是运动不足。

⊙ 合理运动的建议

运动可以分成三种。第一种是有氧运动，包括骑自行车、跳舞、快步走、游泳等；第二种是肌肉强化运动，刺激不同部位的肌肉，包括举重、俯卧撑、仰卧起坐、拉力带锻炼（如果没有设备，可以用瓶装水等做道具）；第三种是骨骼强化运动，如跳跃等会与地面碰撞的动作，会对骨骼产生一定的刺激。

根据卫健委发布的《中国人群身体活动指南 (2021)》，建议不同年龄的人群，采取不同的运动方式。

·儿童和青少年（6～17 岁）

建议每天进行 60 分钟中等强度到高强度的身体运动，每周至少有三天进行肌肉力量练习和强健骨骼练习，减少静态行为，每次静态行为持续不超过 1 小时，每天视屏时间累计少于 2 小时。

·一般成年人（18～64 岁）

建议每周至少进行 150～300 分钟的中等强度有氧运动（比如快走），也可以每周进行 75～150 分钟的剧烈有氧运动（比如跑步），或者等量的中等强度和高强度有氧活动组合，而且每周至少进行 2 天肌肉力量练习（比如俯卧撑、仰卧起坐等），保持日常身体活动，并增加活动量。

不过，人和人之间是有差异的，每个人的身体条件不一样，诉求不一样，运动的方案也就不一样。我们要根据自己的实际情况，遵从循序渐进的原则来制订合理的运动计划，切勿"急功近利"。

抗氧化食物这样做

一个健康的成年人，如果能够做到饮食均衡，即蔬菜、豆制品、肉类、坚果等都有摄入，就能获取足够的抗氧化剂，抵御自由基对身体的损伤。那么，具体吃什么食物可以对抗氧化呢？主要有以下几种：

浆果类水果

　　如草莓、蓝莓、黑莓等各种莓类，含有丰富的维生素C、花青素以及大量微量元素等，具有很好的抗氧化作用。

深色新鲜蔬菜

　　如菠菜、番茄、西蓝花等。菠菜富含胡萝卜素、维生素C以及铁、钾、镁等多种矿物质；番茄含有丰富的茄红素；西蓝花富含萝卜硫素、维生素等。它们都是很好的具有抗氧化功效的食材。

海藻、海鲜等水产品

　　海藻、鱼、虾以及贝类等食材中不仅含有丰富的天然抗氧化剂，还有矿物质、维生素等，能帮助清除人体内的垃圾。

茶类

　　绿茶所含的儿茶素就是很好的抗氧化物质。在日常生活中，我们还可以冲泡一些花茶饮用，有利于身体排出毒素。

　　除了上面提到的食物之外，具有抗氧化效果的食物还有很多，如坚果、燕麦、蜂蜜、枸杞、大蒜等。如果我们养成良好的饮食习惯，将各种食物搭配着吃，身体的抗氧化能力肯定会日益增强。

15 种健康主食

♨ 什锦焖饭

材料： 白米适量，杂粮适量，鸡腿肉 100g，牛蒡 1/2 根，胡萝卜 1/2 根，
油豆腐皮 1 片，青紫苏 3 片，酱油、料酒、盐适量。

做法： ①鸡腿肉、牛蒡、胡萝卜、油豆腐皮清洗干净，并切成容易食用
的大小；青紫苏切成细丝。

②将白米和杂粮洗干净后放入电饭煲，加入其他已经备好的食
材，以及酱油、料酒等调料。

③在电饭锅中加入与白米和杂粮等量的水，然后按下煮饭键。

④当米饭蒸熟后，撒上青紫苏丝即可。

烹饪贴士： 鸡腿肉的外皮含较多脂肪，建议烹饪前将其去除。

♨ 鸡胸紫苏意大利面

材料： 意大利面 160g，鸡胸肉 100g，西蓝花 1/2 个，紫苏、橄榄油、水
适量，黑胡椒粉少许。

做法： ①鸡胸肉清洗干净，切成薄片。

②西蓝花、紫苏清洗干净，切成适合食用的大小。

③将紫苏铺在平底锅中，然后摆上鸡胸肉和西蓝花，淋入橄榄油和水，盖上锅盖，开中小火蒸10分钟。

④锅中倒入适量清水，煮沸，加入适量盐，然后倒入意大利面将其煮熟。

⑤煮好的意大利面捞出沥干，放入碗中，然后摆入煮好的鸡胸肉和西蓝花，撒入适量黑胡椒粉即可。

♨ 红薯鳕鱼饭

材料： 红薯100g，米饭100g，鳕鱼肉200g，油麦菜50g，盐适量。

做法： ①红薯煮熟，去皮，切成小块。

②油麦菜用沸水焯一下，切成碎末。

③将鳕鱼肉放入沸水中汆烫，捞出后沥干水分。

④锅内加入适量清水，放入红薯丁、鳕鱼肉及油麦菜，煮开后加入米饭，搅拌均匀，加盐调味即可。

♨ 海鲜面

材料： 小麦面粉100g，海藻50g，大鱼丸1颗，鸡蛋1个，小葱1根，食用油、盐适量。

做法： ①海藻清洗干净。小葱清洗干净，切成葱花。大鱼丸切成片。

②往锅中加入适量食用油，待油热至六成热时，倒入葱花爆香。

③将海藻、鱼丸倒入锅中翻炒几分钟，然后加入适量清水，开小火煮25分钟，加盐调味后盛起待用。

④小麦面粉用水和匀，揉成面团，用擀面杖擀成薄片，切成面条。在沸水中下入面条煮熟，捞起盛入碗内。

⑤鸡蛋煮熟，剥壳后切成两半，和煮熟的海藻、鱼丸一起盖在面上即可。

♨ 核桃芝麻粥

材料： 糯米 100g，核桃仁、芝麻粉、白糖适量。

做法： ①糯米清洗干净，用清水浸泡 1 小时备用。

②核桃仁切成小块。

③准备汤锅或砂锅，往锅内放入核桃仁、芝麻粉、糯米和 1000mL 水，一起煮至沸腾。

④转小火，煮至粥稠后加入适量白糖即可（可依据个人口味决定加不加白糖，加的话要控制白糖的量，不要加太多）。

♨ 味噌荞麦面

材料： 荞麦面 200g，鸡胸肉 160g，油豆腐皮 2 片，小葱 1 根，青紫苏、卷心菜、橄榄油、盐适量，芥末酱或者其他自己喜欢的调味酱适量。

做法： ①鸡胸肉洗净并切成薄片，其他食材清洗干净。

②荞麦面煮熟，捞起沥干水分。

③油豆腐皮切成丝，放入锅中，加 100mL 水后以中火煮 1 分钟，然后用小火煮 12~15 分钟，加入适量盐。

④卷心菜撕成适当的大小，平铺在平底锅中，然后摆上鸡胸肉，加入适量橄榄油和水，盖上锅盖，开中小火蒸 10 分钟。

⑤摆盘，先将青紫苏摆在餐盘中，然后依次放入煮好的荞麦面、鸡胸肉、油豆腐皮、卷心菜，撒上葱花。

⑥依据个人口味加入适当调味酱即可。

烹饪贴士： 荞麦中含有类黄酮，购买荞麦面时可选择荞麦含量高的。

♨ 金瓜虾仁炒饭

材料： 南瓜 300g，虾仁 100g，葱 1 根，米饭 300g，食用油、盐、鸡精、白胡椒粉适量。

做法： ①南瓜清洗干净，去皮后切丁。

②虾仁洗净，去除虾线。葱切成葱花。

③往锅中加入适量食用油，烧热后放入南瓜丁，翻炒至南瓜丁微软后加入虾仁，翻炒片刻。

④往锅中加入米饭，炒至饭粒松散后，加入盐、鸡精、白胡椒粉及葱花调味，拌炒均匀即可。

♨ 香菇鸡丝粥

材料： 大米 150g，鸡胸肉 150g，干香菇 50g，鲜豌豆 50g，葱 10g，芹菜 10g，黑胡椒末少许，酱油 1 勺，食用油、盐、酱油适量。

做法： ①将大米、鸡胸肉、葱、芹菜、鲜豌豆等食材都清洗干净。干香菇用水浸泡至发软。

②鸡胸肉、香菇切成丝，芹菜、葱切成碎末。

③往锅内加入适量食用油，待油烧热后加入葱花、鸡胸肉、香菇丝翻炒。

④滴入少许酱油，然后倒入大米，翻炒几下。

⑤加入适量清水，待米煮熟烂后，倒入鲜豌豆和芹菜碎。

⑥加入盐、黑胡椒调味即可。

♨ 紫苏乌冬面

材料： 低糖乌冬面 200g，猪里脊 200g，油豆腐皮 2 片，香菇 2~4 个，青紫苏适量，小葱 1 根，自己喜欢的调味酱适量。

做法： ①猪里脊洗净并切成薄片；其他食材清洗干净，香菇切除蒂后对
半切开，油豆腐皮切成丝，小葱切成葱花。

②乌冬面煮熟，捞起沥干水分。

③将猪里脊片、油豆腐丝、香菇块放入锅中，加入自己喜欢的调
味酱，加水后以中火煮 1 分钟，然后用小火煮 10 分钟左右。

④将乌冬面摆入餐盘，撒上葱花；取另一个餐盘，铺上青紫苏，
然后依次摆入煮好的猪里脊片、油豆腐丝、香菇块。

烹饪贴士： 尽量挑选脂肪较少的猪里脊。

♨ 黄瓜粥

材料： 大米 100g，黄瓜 300g，盐适量，姜 1 块。

做法： ①黄瓜洗净，去皮切成薄片。

②大米淘洗干净，姜洗净拍碎。

③锅内加入适量清水，倒入大米、姜块，大火煮沸后改成小火，
慢慢煮至米烂。

④加入黄瓜片，继续煮至汤汁变得黏稠，加入适量盐调味即可。

♨ 西红柿饭卷

材料： 胡萝卜 1/2 根，洋葱 1/2 个，西红柿 1 个，鸡蛋 2 个，软米饭 1
碗，盐适量。

做法： ①所有食材清洗干净，胡萝卜、洋葱分别切成丁。

②西红柿顶端切十字花刀，在热水锅里焯烫去皮，然后切丁。

③取出鸡蛋液，搅拌均匀。将鸡蛋液用平底锅摊成薄饼。

④将软米饭、西红柿丁、胡萝卜丁、洋葱丁倒入锅中翻炒，加入
适量盐拌炒均匀。

⑤将混合后的米饭平摊在蛋皮上，卷成卷，切段即可。

♨ 山药萝卜粥

材料： 大米 100g，白萝卜 1 根，山药 50g，盐适量。

做法： ①大米清洗干净，然后用水浸泡 1 小时备用。

②山药、白萝卜分别清洗干净，去皮后切成小块。

③砂锅中放入大米和适量的清水，用大火烧开后加入山药块和白萝卜块。

④转成小火，炖煮至粥稠，加盐调味即可。

♨ 香甜水果饭

材料： 香米 60g，木瓜 100g，水萝卜 2 个，芹菜 1~2 根，葡萄干 10g，淡奶油、白糖适量，牛奶 15ml，白芝麻适量。

做法： ①香米淘洗干净，放在电饭煲里蒸熟。

②木瓜清洗干净，去皮去籽，切成丁状。

③水萝卜清洗干净，切成丁状。将芹菜清洗干净，切成丁状。

④将葡萄干、芹菜粒、水萝卜粒放入电饭煲，加入牛奶、白芝麻，根据口味适量加白糖、淡奶油，注意控制用量。搅拌均匀后加入木瓜，继续焖 5 分钟。

⑤待米饭稍凉后进行摆盘即可。

♨ 冬瓜紫菜粥

材料： 大米半碗，冬瓜 300g，紫菜 50g，葱花适量，盐、香油少许。

做法： ①大米淘洗干净。

②冬瓜洗净，去皮去心后切成碎末。

③紫菜洗净，切成碎末。

④将大米、冬瓜、紫菜一同放入锅中，加适量水煮粥，加入葱花煮至粥稠。

⑤粥煮好后加入适量盐、香油调味即可。

♨ 芹菜山楂粥

材料：芹菜 100g，山楂 10 个，大米 100g。

做法：①所有食材清洗干净。

②山楂切片；芹菜切成粒状。

③把大米放入锅内，加水煮沸。

④转小火，煮 30 分钟。

⑤加入芹菜、山楂片，再煮 10 分钟即可。

SECTION 2 30 种日常菜品

♨ 茄汁海鲜蔬菜锅

材料： 虾、花蛤、干贝等海鲜若干，洋葱 1/2 个，西蓝花 1/2 个，红、黄甜椒各 1 个，胡萝卜 1/2 根，番茄 1 个，口蘑 2~4 个，食用油、番茄酱、水、盐适量（可根据自己的喜好添加时蔬）。

做法： ①所有海鲜清洗干净，处理好（虾剔除虾线）；所有蔬菜清洗干净，并切成可食用的大小。

②锅中倒入适量食用油，开中火预热，待油温稍高一点就倒入洋葱翻炒。

③将洋葱炒软后，倒入其他蔬菜一起炒。

④加入番茄酱和水，中火煮 15 分钟左右。

⑤蔬菜煮好后，加入海鲜，适量盐调味，海鲜煮熟后即完成（还可根据个人喜好加入其他调味料）。

♨ 油蒸鲈鱼

材料： 鲈鱼片 10 片，红、黄甜椒各 1/2 个，水、食用油、盐、香醋、酱油适量，黑胡椒末少许，青紫苏 4 片，卷心菜（可根据自己的喜好添加时蔬）。

做法： ①红、黄甜椒去籽后切成细条。

②将卷心菜铺入平底锅，然后摆上鲈鱼片和甜椒条，淋入适量食用油和水，撒上黑胡椒末。盖上锅盖，开中小火，油蒸 10~15 分钟。

③青紫苏切成末，和酱油、香醋、少量盐调成汁，混合均匀（根据个人口味调整）。

④将蒸好的鲈鱼和甜椒摆盘，淋上调好的酱汁即可。

♨ 姜烧牛肉

材料： 牛肉 200g，姜 20g，小米椒 2~3 根（根据自己的口味调整），小葱 1 根，酱油、料酒、盐适量。

做法： ①所有食材清洗干净，牛肉切成丝，姜切成丝，小米椒切成小圆片。

②在锅中倒入食用油，加热后用中火翻炒牛肉。

③待牛肉炒香后，倒入姜丝、小米椒，加入适量料酒、酱油、盐。

④装盘时撒上葱花。

♨ 黄豆芽拌芦荟

材料： 芦荟 100g，豆腐 100g，黄豆芽 100g，黄瓜 1 根，青萝卜 50g，青椒 1 个，醋、花椒油适量，盐、白糖少量。

做法： ①芦荟、黄瓜、青萝卜、青椒、黄豆芽等食材清洗干净，芦荟去刺。

②黄豆芽、黄瓜、青萝卜、青椒分别用热水焯一下，捞出。

③豆腐用热水焯一下，切成碎末。

④将所有食材装入盘中，加入醋、白糖、花椒油、盐，搅拌均匀即可。

♨ 清蒸牡蛎

材料： 牡蛎 10 只，海鲜酱油、盐、胡椒粉适量。

做法： ①牡蛎外壳表面清洗干净。

②用刀撬开牡蛎壳，将牡蛎肉取出来；将牡蛎壳清洗干净，留着备用。

③用海鲜酱油、盐、胡椒粉调汁。

④牡蛎肉清洗干净，控干水分后放入调好的汁中腌制 15 分钟。

⑤将腌制好的牡蛎肉放入清洗干净的蚝壳内，上锅隔水蒸 10 分钟，蒸至熟透即可食用。

♨ 烧丝瓜

材料： 丝瓜 800g，水发香菇 50g，食用油、姜汁、盐、料酒、香油、水淀粉适量。

做法： ①将水发香菇的汁水倒在另一碗内沉淀备用，香菇清洗干净，去蒂。

②丝瓜清洗干净，去除表皮，切成片。

③锅内倒入适量食用油，加入姜汁烹煮。

④放入丝瓜片、香菇汁、香菇、盐、料酒，煮沸至香菇和丝瓜入味。

⑤用水淀粉勾芡，淋入香油，搅拌均匀即可。（家常烹调也可不勾芡）

♨ 西蓝花豆豉鳕鱼

材料： 鳕鱼 1 条，西蓝花 1/2 个，小葱 2 根，姜少许，食用油、豆豉、料酒、盐、胡椒粉适量。

做法： ①所有食材清洗干净。鳕鱼用适量盐和料酒腌制；西蓝花切成方便食用的大小；小葱切成葱段；姜切丝。

②腌制好的鳕鱼放入蒸锅，蒸 8~10 分钟，取出待用。

③往炒锅内倒入食用油，预热后加入葱段、姜丝和豆豉，炒出香味后再加入盐、胡椒粉，翻炒几下。

④将翻炒好的调料淋到鳕鱼上。

⑤另准备一锅清水，煮沸后加入适量盐，然后倒入西蓝花焯熟。

⑥将西蓝花码在鳕鱼周围即可。

♨ 黄豆肉丁

材料： 瘦肉 200g，黄豆 200g，小葱 1 根，姜 1 块，盐 2g，酱油 1 勺，肉汤 1 勺，食用油适量。

做法： ①瘦肉清洗干净，切成丁。小葱和姜清洗干净，都切成末。

②黄豆清洗干净，去除杂质，下锅煮熟。

③往锅中倒入适量食用油，待油烧热后放入葱末、姜末，加入肉丁翻炒。

④待肉丁炒至变成白色后加入酱油、黄豆和适量的盐，倒入肉汤煮沸，撇去浮沫。

⑤肉熟、黄豆入味后装盘即可。

♨ 蒸鸡肉

材料： 鸡胸肉 150g，莴苣叶 8~10 片，小番茄 4~6 个，食用油、香草适量，水 100mL，黑胡椒末适量。

做法： ①所有食材清洗干净，鸡胸肉切成丁，小番茄对半切开。

②将一半莴苣叶铺在平底锅中，然后放入鸡胸肉，淋上适量食用油和水，盖上锅盖后开中小火进行油蒸。

③10分钟左右之后，鸡胸肉蒸熟后准备装盘。

④将剩下的莴苣叶摆在盘子上，然后摆上熟鸡胸肉、香草、小番茄，撒上适量黑胡椒末即可。

♨ 西红柿炒鲜虾

材料： 西红柿1个，基围虾350g，大蒜1头，姜1块，小葱1根，生抽、盐适量。

做法： ①基围虾清洗干净，开虾背，去除虾线。

②西红柿清洗干净，切块；姜切片，小葱切成葱花。

③准备一锅清水，放入几块姜片，待水煮开后把虾倒进去，待虾变成红色后即可关火。

④捞出煮好的基围虾，先过一遍凉水，然后控干备用。

⑤往炒锅中倒入食用油，预热后倒入余下姜片、蒜，炒出香味，然后倒入西红柿块翻炒。

⑥待西红柿炒至软熟后，加入少许盐、生抽，继续翻炒，使西红柿吸收均匀，然后倒入基围虾。

⑦待基围虾翻炒至完全吸收汁液后关火，撒上葱花即可。

♨ 银杏小白菜

材料： 小白菜750g，银杏果50g，姜1块，小葱2根，食用油、高汤、水淀粉、鸡精、盐适量。

做法： ①银杏果去壳去心在清水中浸泡半天以上，盛于碗内，加清水上笼蒸熟后取出，沥干。

②小白菜去除粗叶、根须，清洗干净，放锅中焯水后捞起。

③姜切片，小葱切成段。

④往锅里倒入适量食用油，烧热后加入姜片、葱段炒香。

⑤加入高汤，加盐熬煮至汤变得又白又浓时，捞出姜、葱，然后放入小白菜稍微烫一下。

⑥捞起小白菜摆入盘的中间，四周围银杏。

⑦锅中下水淀粉收芡，加鸡精、油 10g 搅拌均匀，淋至小白菜和银杏上。

烹饪贴士： 银杏果有一定毒性，不宜多吃。如身体不适或正在服药的人群，应在医师或药师指导下服用。

♨ 胡萝卜烧肉

材料： 五花肉 100g，胡萝卜 150g，干辣椒 3 个，食用油、小葱、姜适量，料酒、生抽、老抽各 1 勺，大料 3 瓣，盐、冰糖少许。

做法： ①所有食材清洗干净。五花肉和胡萝卜分别切块，小葱切段，姜切片。

②锅中加入适量清水烧开，将五花肉倒入，煮至变色后捞出，沥干待用。

③将炒锅烧热，倒入适量食用油，转小火，放入少量冰糖煮化，加入焯过水的肉块，翻炒均匀。

④锅中加入料酒、生抽、老抽，翻炒均匀，加入开水（水没过肉），煮沸。

⑤放入小葱段、姜片、大料、干辣椒，盖上锅盖，转小火炖煮 30 分钟。

⑥加入胡萝卜块，翻炒均匀，加盖用小火将胡萝卜炖软，出锅前加盐调味即可。

烹饪贴士： 五花肉脂肪含量较高，且饱和脂肪酸含量也较高，不建议常吃。

♨ 葱香鸡柳

材料： 鸡柳 150g，小葱 1 把，料酒、盐、芝麻油、黑胡椒末适量。

做法： ①食材清洗干净，鸡柳去筋；小葱切成小手指长度的段状。

②往锅中倒入清水，加入料酒、盐，然后放入鸡柳，煮沸后熄火，然后放入葱段，盖上锅盖焖 10 分钟。

③取出鸡柳，切成条状；取出葱段，沥干水分。

④将鸡胸肉和葱段都摆在盘子上，撒上适量黑胡椒末，滴入适量芝麻油，即表示完成。

♨ 凉拌干贝

材料： 干贝 4~5 颗，甜豆 10 根，盐、酱油、黑胡椒末、芝麻油适量。

做法： ①食材清洗干净。

②泡好的干贝切小块；甜豆去除老纤维。

③往锅中倒入清水，加盐煮沸，然后放入甜豆氽烫；30 秒后将甜豆捞起，用冷水冲凉并沥干水分，再切成小段。

③继续将干贝放入滚水中氽烫 3 分钟捞起。

④在碗中倒入适量酱油、黑胡椒末和芝麻油，然后加入氽烫好的干贝和甜豆，搅拌均匀即可。

♨ 小番茄洋葱沙拉

材料： 小番茄 100g，洋葱 100g，沙拉酱 5g，盐、胡椒粉适量。

做法： ①洋葱清洗干净，撕去表皮，用刀横向切成细圈，放入水中 10 分钟，除去辛辣味，然后捞出沥干，放入炒锅内焙干。

②小番茄清洗干净，对半切开后摆放在盘中，在其表面均匀地铺上洋葱圈，然后置于冰箱内冷藏。

③10 分钟之后取出，拌入沙拉酱，撒上盐、胡椒粉即可。

♨ 胡萝卜牛蒡丝

材料： 牛蒡 1 根，胡萝卜 1 根，食用油、酱油、盐、熟芝麻适量。

做法： ①牛蒡和胡萝卜清洗干净，去皮后分别切成丝。

②往锅中倒入适量食用油，中火预热后加入牛蒡丝和胡萝卜丝，翻炒几分钟。

③出锅前加入适量盐和酱油，翻炒几下后盛入盘中，撒上熟芝麻即可。

♨ 凉拌蛤蜊

材料： 蛤蜊若干（15 个左右，依个人需求而定），红、黄甜椒各 1 个，料酒、盐、黑胡椒末、酱油、芝麻油适量。

做法： ①所有食材清洗干净，将甜椒切成条状。

②往锅中倒入适量清水，加入料酒和盐，然后倒入蛤蜊烫熟并取出蛤蜊肉。

③再准备一锅清水煮沸，倒入甜椒条焯水一分钟，捞起沥干水分。

④将蛤蜊肉和甜椒条装入碗中，加入适量酱油、盐、黑胡椒末、芝麻油拌匀即可。

♨ 酿西红柿

材料： 西红柿 4 个，猪肉 200g，虾米 50g，鲜虾仁 100g，罐头蘑菇 100g，鸡蛋 1 个，姜 25g，葱 25g，盐 2g，胡椒粉 3g，干淀粉 40g，水淀粉 40g，料酒 10g，高汤 250g，食用油适量。

做法： ①所有食材清洗干净。

②西红柿顶端切十字花刀，在热水锅里焯烫去皮；切掉上顶部作盖，掏出籽，然后将西红柿放入冷水中。

③姜拍碎；葱切成葱段；虾米和罐头蘑菇都切成小粒；取出鸡蛋清，加干淀粉调成蛋清糊。

④猪肉剁成肉馅；鲜虾仁盛于碗内，加入盐 1g、料酒 5g、蛋清糊拌匀腌制。

⑤往锅内倒入适量食用油，烧至四成热，加入腌制好的虾仁，用筷子滑散后盛起。

⑥倒出锅中大部分油，留油 35g 烧热，倒入肉末翻炒，将肉馅炒散。

⑦往锅里加入料酒 5g、胡椒粉 2g、罐头蘑菇粒、虾米粒，翻炒入味后起锅，装入碗中，加虾仁拌成馅。

⑧将馅填入西红柿内，盖上西红柿切成的盖，放入蒸锅蒸 5 分钟。

⑨取出蒸好的西红柿，去盖，摆盘（开口处贴盘底）。

⑩往锅中倒入食用油 25g，烧热后倒入姜末、葱段爆香；加入高汤煮沸，加入盐 1g、胡椒粉 1g，用水淀粉勾芡，将烧好的酱汁淋在西红柿上。

烹饪贴士：如果虾米、罐头蘑菇或高汤中已含盐，则应减少盐用量或不额外放盐。

♨ 香煎三文鱼芦笋沙拉

材料：三文鱼 150g，芦笋 100g，樱桃萝卜 50g，黑胡椒末 1/2 勺，盐 1/2 勺，食用油 1/2 勺，柠檬 1 个。

做法：①三文鱼清洗干净，然后用厨房纸巾擦干鱼肉表面的水分，再用少许黑胡椒末、盐腌制 10 分钟。

②煎锅烧热，倒入 1/2 勺食用油，将腌制好的三文鱼放入锅中，开中火，煎 30 秒左右至鱼肉侧面发白，迅速翻面，再煎 10 秒左右后起锅。

③芦笋清洗干净，切成长短一致的寸段；樱桃萝卜的两端去除，清洗干净，切成薄片。

④锅中倒入适量清水，加适量盐，等水烧开后将芦笋倒入水中，焯1分钟左右；捞出沥水备用。

⑤将煎好的三文鱼和焯好的芦笋摆盘，然后用樱桃萝卜薄片装饰点缀。

⑥柠檬切开，根据个人口味淋适量柠檬汁，然后撒入剩余黑胡椒末和盐即可。

烹饪贴士： ①煎制三文鱼时要注意火候，可使用小火慢煎或油水煎的方式。

②过多盐会掩盖鱼本身的鲜美味道，腌制时只用少许盐即可。

♨ 芹菜炒香干

材料： 芹菜一小把，香干2~3片，蒜、盐、胡椒粉、食用油、酱油适量。

做法： ①所有食材清洗干净。芹菜去叶切成段，香干切成条，蒜切成片。

②往锅中倒入适量食用油，预热后放入蒜片炒出香味。

③芹菜段放入锅中，翻炒1~2分钟。

④加入香干条，翻炒1分钟。

⑤倒入适量的酱油、盐、胡椒粉并翻炒均匀即可关火。

♨ 板栗烧排骨

材料： 猪排骨300g，新鲜板栗100g，蒜10g，酱油20g，料酒20g，淀粉2小勺，食用油、盐、白糖适量。

做法： ①猪排骨清洗干净，然后剁成方便食用的小块，再用料酒、盐、白糖、酱油、淀粉腌制片刻。

②新鲜板栗剥皮，洗干净备用；蒜去皮切成片。

③往锅内倒入适量食用油，烧热后放入蒜片爆香，再倒入排骨，

　　　　开大火爆炒至排骨半熟。

　　④加入板栗，继续翻炒 5 分钟左右，加入适量清水，转小火焖 15
　　　分钟即可。

烹饪贴士： 白糖、淀粉有助于提升板栗的口味和口感，但从营养的角
　　　　　度，可以不加。

♨ 烤三文鱼

材料： 三文鱼 150g，小番茄 20g，香料少许，盐、料酒适量。

做法： ①三文鱼和小番茄分别清洗干净。

　　②用厨房纸擦干鱼肉表面的水分，再用香料、料酒、盐等腌制 30
　　　分钟（符合自己口味即可）。

　　③取烤盘铺上锡纸，摆放好三文鱼块和准备好的小番茄。

　　④烤箱预热至 150 度，烤制 20 分钟，烤熟即可（每款烤箱有温
　　　度区别，烤制时间可自行调整）。

烹饪贴士： 三文鱼本身就有油，因此在烤制过程中不要额外添加食用油。

♨ 炒西蓝花

材料： 西蓝花 300g，食用油、盐适量，蒜末少许。

做法： ①西蓝花清洗干净，分成小株。烧一锅开水，水中加几滴食用油
　　　和少许盐，然后放入西蓝花焯水后捞出。

　　②锅中倒入适量食用油，待油温略升高后倒入一半蒜末和西蓝花
　　　快速翻炒。

　　③待西蓝花稍软熟时，加入盐及另一半蒜末翻炒数下即可。

♨ 秋葵酿虾

材料： 秋葵10根，鲜虾20只，鸡蛋1个，料酒、黑胡椒粉适量，淀粉、盐少量。

做法： ①秋葵洗净对半切开，去籽备用；鲜虾去虾头和壳，去虾线洗净，剁成泥备用。

②鸡蛋去除蛋清，加入虾泥，再加入适量料酒、黑胡椒粉和少量淀粉、盐，搅拌均匀至黏稠状。

③在秋葵中依次放入虾泥，放入锅中蒸熟即可。

♨ 板栗芋头炖鸡腿

材料： 板栗300g，芋头250g，鸡腿2只，食用油、盐、料酒适量，香油少许。

做法： ①板栗清洗干净，放入沸水中氽烫，捞出冲凉，去掉外壳。

②芋头清洗干净，去皮后切块。

③往锅中倒入适量食用油，预热后倒入芋头，煎至微黄，盛出。

④鸡腿清洗干净，剔去骨头及腿筋，切成小块，放入沸水中氽烫，去血水后捞出。

⑤将所有食材放入砂锅，注入清水至没过食材，加入料酒，滴入少量香油，开小火炖煮至食材熟烂，然后加盐调味即可。

烹饪贴士： 板栗和芋头淀粉含量较高，可代替部分主食。

♨ 芹菜木耳炒蛋

材料： 芹菜120g，木耳10g，鸡蛋2个，蒜、盐、酱油适量。

做法： ①木耳泡发好，撕成小块。

②芹菜清洗干净，去根和叶后切成段；蒜切片；鸡蛋打散。

③将芹菜段在沸水中煮两分钟，捞起沥干。

④往锅中倒入适量食用油，倒入鸡蛋，炒散，装盘。

⑤另起锅，锅内倒入适量食用油，待油烧至六成热，倒入蒜片炒出香味后把芹菜倒入翻炒几下，再放入木耳、鸡蛋翻炒片刻。

⑥出锅前加入适量盐和酱油调味。

♨ 白灼鱿鱼

材料： 鱿鱼1只，姜1块，葱1根，食用油、料酒、盐适量。

做法： ①鱿鱼去除内脏洗净，切长条。

②姜切片，葱切段。

③锅中加水，加适量食用油、料酒、盐，烧开后放入鱿鱼条、姜片、葱段，焯水2分钟后捞出即可。

♨ 韭菜炒虾仁

材料： 虾仁300g，嫩韭菜150g，葱、姜、食用油适量，酱油1勺，香油少许，盐、鸡精适量，高汤小半碗。

做法： ①虾仁清洗干净，沥干水分备用；将嫩韭菜清洗干净，沥干水分后切成2厘米长的段；葱清洗干净后切成丝；姜去皮洗净后切丝。

②往锅中加入适量食用油，待油烧热后倒入葱、姜丝炝锅，然后放入虾仁煸炒2~3分钟。

③加入酱油、盐、高汤，翻炒片刻，然后放入韭菜，大火炒4~5分钟，淋入香油。

④出锅前加入鸡精炒拌均匀，起锅盛入盘中即可。

♨ 蘑菇炒山药

材料： 干蘑菇15g，新鲜山药1根，芹菜2根，盐、鸡精、酱油、食用油适量。

做法： ①干蘑菇清洗干净，并用热水泡10分钟左右，待变软后捞出，泡菇水留下备用。

②新鲜山药清洗干净，去皮切成小片。

③芹菜清洗干净，切成小段。

④往锅中倒入食用油，待油烧热后，依序加入蘑菇、山药、芹菜炒熟，然后倒入泡菇水。

⑤待汤汁略收干后，出锅前加入适量酱油、盐、鸡精调味即可。

♨ 椿芽鳝鱼丝

材料： 鳝鱼400g，椿芽100g，姜15g，盐1g，胡椒粉1g，酱油25g，料酒30g，高汤200g。

做法： ①鳝鱼清洗干净，去骨后切粗丝；将椿芽清洗干净，去除尾部老茎，切成碎；姜洗净后切成细丝。

②往锅中加入适量食用油，烧至六成热后，倒入鳝鱼丝、姜丝、料酒，爆炒。

③待血水炒干后倒入高汤，加入胡椒粉、盐、酱油、料酒，用中火慢炖。

④待汤汁变浓后，转大火，加入椿芽碎，翻炒半分钟即可起锅。

SECTION

3 19 种营养羹汤

♨ 猪肉味噌汤

材料： 猪里脊肉 100g，油豆腐皮 1 片，豆腐 1 小块，牛蒡 1 根，胡萝卜 1/2 根，洋葱 1/2 颗，白萝卜 1/4 根，小葱 1 根，食用油适量，高汤适量，味噌 2 勺。

做法： ①所有食材都清洗干净。将猪里脊切成片；油豆腐皮、牛蒡、胡萝卜、白萝卜切成丝；豆腐切成小块，洋葱切成丁，小葱切成葱末。

②往锅中倒入适量食用油，待油温稍高后加入猪里脊肉，开中火翻炒。

③待猪里脊肉变色之后，倒入其他蔬菜材料继续翻炒。

④倒入高汤，煮沸后用中小火再煮 10 分钟左右。

⑤取两勺味噌，放入温水中化开，然后倒入锅中搅匀；加入豆腐块，再煮 1 分钟关火。

⑥将汤盛入碗中之后撒上葱花即可。

♨ 西蓝花鹌鹑蛋汤

材料： 香菇 8 朵，干贝 25g，火腿 50g，西蓝花 150g，小番茄 5 个，鹌鹑蛋 10 个，盐适量。

做法： ①所有食材清洗干净。

②西蓝花切成小块，放开水中氽烫 1 分钟，捞起待用。

③鹌鹑蛋煮熟，剥皮后待用。

④香菇、干贝用热水泡开，火腿切片。

⑤将香菇、干贝、火腿片一起放入锅里，加适量水，开中火，煮 20 分钟。

⑥取一个大碗，把香菇、干贝、火腿片捞起，铺在碗底。

⑦把鹌鹑蛋、西蓝花放进锅中熬好的汤水里，加入适量盐，煮沸后起锅。

⑧摆盘，把西蓝花和鹌鹑蛋摆在汤的上面，小番茄切花刀切成花的模样，和西蓝花放在一起。

♨ 黄豆银耳鲫鱼汤

材料： 鲫鱼 1 条，黄豆 100g，银耳 1 朵，姜 2 片，盐适量。

做法： ①黄豆清洗干净，泡 1～2 小时。

②银耳用水浸泡 20 分钟，冲洗干净，然后撕成小块。

③处理鲫鱼的鱼鳞、内脏，清洗干净，用厨房纸吸干表面的水分。用油把鲫鱼煎至两面金黄后盛起备用。

④准备一锅水，烧开后加入黄豆、银耳、鲫鱼和姜片；再次烧开后改小火，炖煮 90 分钟左右。

⑤加入盐调味即可。

♨ 西红柿芦笋肥牛汤

材料： 西红柿 1 个，芦笋 100g，肥牛 100g，小葱 1 根，盐、鸡精适量。

做法： ①所有食材清洗干净。西红柿去皮切块，芦笋掰成小段，小葱切成葱花。

②往锅内倒入适量食用油，预热后加入西红柿块，翻炒至西红柿出汁，然后加入凉水煮沸。

③加入芦笋和肥牛，继续煮几分钟。

④最后加入盐、鸡精和葱花调味。

烹饪贴士： 芦笋和肥牛都很容易熟，稍微烫一下即可，不用煮太长时间。

♨ 黄豆海带鱼头汤

材料： 鱼头 1 个，海带 50g，黄豆适量，枸杞、葱花、姜片适量，高汤、盐适量，胡椒粉、料酒少许。

做法： ①黄豆用清水浸泡一晚备用。

②海带清洗干净。鱼头清洗干净，去鳃。

③往平底锅里加入适量食用油，待油烧热后放入鱼头，中火煎至鱼头两面稍黄，盛起待用。

④准备一个砂锅，把鱼头、海带、泡好的黄豆、枸杞、姜片、葱花都放入砂锅内。

⑤往砂锅内加入适量高汤、料酒、胡椒粉，盖上锅盖，用小火煲50 分钟。

⑥加入适量盐调味，再煲 10 分钟即可。

♨ 蔬果浓汤

材料： 菠菜 200g，西蓝花 100g，苹果 1 个，胡萝卜 1 根，胡椒粉少许，香菜少许，牛奶适量，盐适量。

做法： ①所有食材清洗干净。胡萝卜去皮后切成丁；西蓝花切成小块；
香菜切成碎末；苹果去皮、去核后切成小块；菠菜切成段。

②将菠菜和苹果一同放入果汁机，加入牛奶，搅打成汁。

③锅中倒入打好的果蔬汁，再加入适量的清水，搅拌均匀。

④加入西蓝花、胡萝卜丁、盐、胡椒粉，煮沸，撒入少许香菜即可。

♨ 豆芽杧果黄瓜汤

材料： 豆芽150g，杧果1个，黄瓜1根，姜1块，盐适量。

做法： ①豆芽清洗干净，沥干水分。杧果洗净，去皮去核，切成条状。

②黄瓜用清水洗净，去皮后切成薄片。姜清洗干净，刮去姜皮，
切片。

③准备一个砂锅，加入适量清水，开大火将水煮开后放入豆芽、
黄瓜片和姜片。

④待砂锅中煮沸之后，放入杧果肉，加盐调味即可。

♨ 虾米萝卜紫菜汤

材料： 白萝卜150g，紫菜5g，虾米一小把，葱1根，姜适量，食用油、
料酒、香油、盐、鸡精适量。

做法： ①白萝卜清洗干净，去皮后切丝；葱、姜清洗干净，切成碎末；
虾米用清水泡软后捞出备用。

②往锅内加入适量食用油，待油烧热后放入葱、姜爆香，加入虾
米、料酒和水煮开。

③待汤汁滚沸后加入白萝卜炖煮，直至白萝卜软熟后加入紫菜，
调入盐、鸡精，淋上香油即可。

♨ 绿叶豆腐羹

材料： 嫩芹菜叶 25g，豆腐 100g，胡萝卜 15g，冬笋 15g，鸡蛋 2 个，盐、胡椒粉适量，高汤、葱姜汁、水淀粉、料酒、香油适量。

做法： ①嫩芹菜叶清洗干净，放入开水中焯一下，捞出过一遍凉水，切碎。

②胡萝卜清洗干净，去皮后切成菱形薄片；冬笋清洗干净后切片；豆腐洗净切成小块。

③锅中加入高汤、豆腐丁、胡萝卜片、冬笋片、葱姜汁、料酒、胡椒粉、盐，煮开后放入嫩芹菜叶，然后用水淀粉勾芡。

④最后打入鸡蛋液，淋上香油即可出锅。

♨ 胡萝卜山药龙骨汤

材料： 猪龙骨 500g，胡萝卜 1 根，玉米 1 个，山药 1/2 根，盐适量，姜 1 块。

做法： ①所有食材清洗干净。山药去皮切成块。玉米切成块。胡萝卜去皮切成块。

②锅中加入清水，加入几块姜片。

③猪龙骨倒进锅中开水焯水，待水沸后有血沫出来、肉变色了立即关火。

④把猪龙骨捞出，用清水冲洗干净后沥干。

⑤另准备一锅清水，放入所有材料。

⑥大火烧开后转中小火煮 15 分钟，按个人口味加入盐调味即可。

♨ 紫菜萝卜汤

材料： 白萝卜 150g，虾米 20g，紫菜、葱、姜适量，食用油、料酒、香油、盐、鸡精适量。

做法： ①所有食材清洗干净，白萝卜切丝备用；虾米泡软。

②锅中倒入适量食用油，预热后放入葱、姜爆香，然后放入虾米，加入料酒、水煮沸。

③加入白萝卜丝，煮熟。

④加入紫菜，放入适量鸡精和盐调味，淋上香油即可。

♨ 甜菜根排毒浓汤

材料： 甜菜根1个，胡萝卜1根，红洋葱1个，香芹1根，番茄1个，柠檬1个，蒜瓣、高汤、橄榄油、黑胡椒、盐适量，香叶少许。

做法： ①所有食材都清洗干净，将甜菜根、胡萝卜、红洋葱、香芹切丝，番茄切块，蒜瓣剁成泥状。

②将煎锅烧热，倒入橄榄油，将甜菜根丝、洋葱丝、胡萝卜丝和香芹丝倒入锅中，中小火翻炒。

③待锅中蔬菜软熟，体积开始缩小后，倒入番茄块和蒜泥继续翻炒，直至炒出香味（2~3分钟）。

④倒入高汤，煮沸，加入2~3片香叶再炖煮10分钟左右（自己可根据情况调整时长）。

⑤关火前加入盐、黑胡椒和柠檬汁。

♨ 牡蛎平菇汤

材料： 牡蛎肉200g，鲜平菇200g，干紫菜5g，姜、香油、盐适量。

做法： ①牡蛎肉清洗干净。干紫菜去除杂质，浸泡；鲜平菇清洗干净。

②锅中倒入适量清水，煮沸后放入牡蛎肉汆烫，捞出后洗净。

③将牡蛎肉、紫菜及姜片一起放入砂锅，加入适量清水，开大火煮沸，然后放入平菇，煮20分钟。

④待食材煮熟后加入香油、盐调味即可。

♨ 五全精力汤

材料: 甜菜根 1/2 个，西红柿 1 个，青柠 1 个，胡萝卜 1 根，有籽葡萄若干，枸杞 1 把，老姜 5 片，蓝莓 1 盒，迷迭香少许，苜蓿芽少许，亚麻籽粉、小麦胚芽各 1 勺，水适量。

做法: ①所有食材清洗干净；甜菜根去皮切成小块；胡萝卜、西红柿切块备用；柠檬削去绿色表皮，保留果肉和籽。

②往破壁机中倒入适量的水，加入所有食材搅打成汁即可。

♨ 淡菜薏米墨鱼汤

材料: 干墨鱼 100g，猪瘦肉 100g，淡菜 60g，薏米 30g，枸杞 15g，盐适量。

做法: ①干墨鱼用水浸泡，待发软后取出，清洗干净，连其内壳切成 4~5 段。

②淡菜用水浸泡，待发软后取出，清洗干净。

③猪瘦肉清洗干净，切成薄片。

④准备一个砂锅，将墨鱼、淡菜、猪瘦肉、枸杞和薏米一起放进锅内，加入适量清水没过所有食材，开大火，将汤煮沸。

⑤转成小火，继续炖煮 2 小时左右。

⑥加入食盐调味后即可食用。

♨ 牛肉黑豆汤

材料: 牛肉 500g，黑豆 200g，姜、盐适量。

做法: ①黑豆淘洗干净，沥干水分。姜洗净后切片。

②牛肉清洗干净后切块，然后放入冷水中开火煮沸后汆烫 5 分钟，捞起后冲去浮沫，沥干水分。

③将黑豆、牛肉、姜片放入锅中，加入1000mL 水，开大火煮沸，然后转小火慢炖 1 小时。

④出锅前加盐调味即可。

♨ 西红柿豆腐汤

材料： 西红柿 2 个，豆腐 200g，食用油适量，盐少许。

做法： ①西红柿清洗干净，切成片；豆腐切成小块。

②往锅里倒入适量食用油，预热后倒入西红柿，中火翻炒 8 分钟左右，直至西红柿软熟成汤汁状。

③放入豆腐块，加入适量清水，转大火烧开后再转中小火慢炖 20 分钟左右。

④出锅前加少许盐调味即可。

♨ 紫菜海带冬瓜汤

材料： 紫菜 5g，水发海带 50g，冬瓜 150g，葱 1 根，姜、食用油、料酒、盐适量。

做法： ①紫菜用清水泡软，去除杂质后放在锅内，加少许水、料酒、葱、姜，用中火煮至软烂，留存汤汁备用。

②水发海带切成菱形块；冬瓜清洗干净，去皮去籽，切成块。

③锅内倒入适量食用油，烧至五成熟后加入冬瓜、海带，翻炒 2 分钟，加开水约 1000mL，开大火煮半小时。

④加入紫菜连同煮紫菜的原汤，继续煮 15 分钟，待冬瓜软烂时加入盐调味即可。

🍲 萝卜菠菜黄豆汤

材料： 白萝卜250g，菠菜200g，黄豆80g，盐适量。

做法： ①所有食材清洗干净。菠菜去除枯叶，焯水后切碎；白萝卜切丁；黄豆用清水浸泡。

②在锅中注入适量清水，加入泡发的黄豆，大火烧开，再转至小火焖煮。

③放入萝卜，待煮至软烂后放入切碎的菠菜。

④待锅里再次烧开后，加入适量盐调味即可。

SECTION 4 14 种清爽饮品

🍵 木瓜橘子汁

材料：木瓜 1 个，橘子 130g，柠檬 1 个。

做法：①木瓜削皮去籽，洗净后切成小块，捣烂取汁备用。

②将橘子和柠檬切开，挤出汁液，然后与木瓜汁混合搅匀即可。

🍵 西红柿凤梨汁

材料：西红柿 2 个，凤梨 2 片，水 200mL。

做法：①西红柿清洗干净，去蒂切成块状。

②将西红柿块、凤梨片放入果汁机，加入 200mL 水。

③用中等速度搅拌均匀即可。

🍵 三红饮

材料：山楂 4 个，红枣 5 个，枸杞 20g。

做法：①所有食材清洗干净。

②山楂和红枣都掰碎去核。

③将山楂、红枣、枸杞放入杯中，用开水冲泡即可。

🍵 木瓜牛奶

材料： 木瓜 1/4 个，牛奶 1 杯。

做法： ①木瓜削皮去籽，洗净后切成小块。

②将木瓜块、牛奶倒入果汁机，用中速搅拌几分钟即可。

烹饪贴士： ①每天一杯，做好后应立即饮用。

②为了保持营养和口感，冬天放置不宜超过 30 分钟，夏天不宜超过 20 分钟。

🍵 肉桂苹果茶

材料： 苹果 1 个，红茶茶叶适量（或者 1 个红茶茶包），肉桂粉适量，冰糖适量。

做法： ①苹果清洗干净，去除果核后切成小块。

②准备一壶水，并加入苹果块一起煮沸。

③水烧开后马上关火，加入红茶茶叶，泡 5 分钟左右。

④可根据个人口味加入适量冰糖和肉桂粉，搅拌均匀即可。

🍵 胡萝卜橙汁

材料： 橙子 200g，胡萝卜 300g。

做法： ①橙子去皮，切成小块；胡萝卜清洗干净，切成小块。

②将橙子和胡萝卜都放入榨汁机中，榨汁后立即饮用。

🍵 菊花红枣饮

材料： 红枣 15 颗，干菊花少许。

做法： ①红枣清洗干净，加适量清水煮沸后再以小火煮 15 分钟左右，将煮好的红枣汁倒入茶壶内。

②将干菊花放在茶壶的滤器中，使菊花能浸泡到红枣汁即可。

🍵 西红柿苹果汁

材料： 西红柿 2 个，苹果 1 个，水 200mL。

做法： ①西红柿清洗干净，去蒂切成块状备用。

②苹果清洗干净，去除果核，切块。

③将西红柿块、苹果块放入果汁机，加入 200mL 水，用中等速度搅打均匀即可。

🍵 西红柿汁

材料： 西红柿 2 个，水适量。

做法： ①西红柿剥皮。

②将西红柿放入搅拌机，加入适量的水打碎即可。

🍵 黑木耳红枣汁

材料： 黑木耳 30g，红枣 20 颗。

做法： ①黑木耳洗净，红枣洗净去核。

②将黑木耳和红枣一起放入锅中，加入适量清水，煮半小时左右即可。

🍵 西红柿橙汁

材料： 西红柿 2 个，橙子 1 个，水 200mL。

做法： ①西红柿清洗干净，去蒂切成块状备用。

②橙子清洗干净，去皮去籽，切块。

③将西红柿、橙子放入果汁机，加入 200mL 水，用中等速度搅打均匀即可。

🍵 草莓蓝莓椰子水

材料： 草莓 10 个，蓝莓 1 盒，椰子 1 个。

做法： ①所有食材清洗干净。

②切开椰子，分别取出椰汁和椰肉。

③将椰汁、椰肉、草莓和蓝莓一并倒入破壁机，打成果汁即可。

🍵 猕猴桃红枣汤

材料： 猕猴桃 2 个，红枣 10 颗。

做法： ①猕猴桃清洗干净，去皮后切片备用。

②红枣清洗干净，然后用 800mL 水煎煮 10 分钟，后放至室温。

③将猕猴桃片放入红枣汁中。

🍵 苹果杏仁银耳汤

材料： 苹果 2 个，甜杏仁 20g，银耳 50g。

做法： ①银耳用水浸泡至发软，然后清洗干净后撕成小朵。

②甜杏仁清洗干净。

③苹果清洗干净，削皮去核，切成小块。

④将银耳、杏仁放入锅内，加适量清水，炖煮 5 分钟后放入苹果块再煮 10 分钟即可。

SECTION 5 20 种可口小食甜点

酸奶麦片

材料： 即食麦片 100g，酸奶 160g，坚果适量。

做法： 酸奶倒入杯中，加入麦片，再加入少许坚果即可。

烹饪贴士： ①可根据自己喜欢的口味挑选麦片和坚果，尽量选择配料较少的天然产品。

②建议选用无糖的原味酸奶。

山楂梨丝

材料： 山楂 100g，梨 2 个。

做法： ①山楂清洗干净，去除果核。梨清洗干净，去除皮、果核，切丝。

②炒锅置于火上，加入适量清水。

③倒入山楂，煮至黏稠起沙时起锅。

④将山楂酱与梨丝搅拌均匀即可。

🥁 猕猴桃西米露

材料： 猕猴桃 200g，西米 150g，冰糖少量。

做法： ①西米用清水浸泡，发好。

②猕猴桃清洗干净，去皮后切成小丁。

③锅中加入适量清水，烧开后放入猕猴桃、西米，转大火煮沸，再转小火煮片刻。

④加入冰糖，煮化即可。

🥁 水果莲子羹

材料： 莲子 50g，黄桃 1 个，荔枝 100g，菠萝 3 片，水淀粉适量。

做法： ①莲子清洗干净，挑出莲心，加适量水炖煮。

②黄桃、荔枝去皮去核后切丁；菠萝切丁。

③将黄桃、荔枝、菠萝放入莲子汤，煮沸。

④用水淀粉勾芡即可。

烹饪贴士： 制好的水果莲子羹放入冰箱冷藏后食用味道更好。

🥁 肉桂烤南瓜

材料： 南瓜 250g，肉桂粉、橄榄油、海盐、黑胡椒末适量。

做法： ①南瓜清洗干净，去籽后切成块状。

②将肉桂粉、海盐、黑胡椒末和橄榄油混合均匀。

③将南瓜摆入烤盘（皮在下面），将混合好的调料均匀地刷在南瓜上。

④送入预热 180 度的烤箱，烘烤 30 分钟左右，南瓜熟透即可。

薏米米糊

材料： 大米 50g，薏米 30g，熟花生仁 20g。

做法： ①大米和薏米分别淘洗干净，用清水浸泡 2 小时。

②将大米、薏米和熟花生仁都倒入豆浆机中，加水至上、下水位线之间，按下"米糊"键。

黑芝麻布丁

材料： 黑芝麻粉 50g，吉利丁粉 5g，水适量，蔗糖 5～10g，牛奶200mL，薄荷叶适量。

做法： ①碗中加入适量清水，倒入吉利丁粉，搅拌后静置 10 分钟左右。

②锅中倒入牛奶和蔗糖，开小火加热。热到 60 摄氏度左右就可以关火了。

③将吉利丁溶液倒入牛奶锅中，搅拌均匀。

④准备一个大碗，倒入牛奶、黑芝麻粉，搅拌均匀后倒入装布丁的容器。

⑤将整个容器放入冰水中冷却，然后放入冰箱里冷藏至少 1 小时。

⑥从容器中取出已经成为固体的布丁，用薄荷叶装饰即可。

蜜汁双珠

材料： 白梨 300g，胡萝卜 300g，白糖 5g，蜂蜜 5g，香油 5g，玉米淀粉 10g。

做法： ①白梨清洗干净，去皮，用挖球器挖成圆球。

②胡萝卜清洗干净，去皮，用挖球器挖成圆球。

③锅内加水，放入白糖、蜂蜜熬开。

④加入白梨球和胡萝卜球，转中火，将汤汁熬至浓稠。

⑤用玉米淀粉勾薄芡，淋入香油即可出锅。

🥣 山药杏仁米糊

材料： 山药 100g，大米 50g，杏仁 15g。

做法： ①山药清洗干净，去皮后切成丁状；杏仁用开水泡透，去皮去
尖；大米淘洗干净。

②把大米放入豆浆机，注入 600mL 清水，浸泡 8 小时，加入山药
丁、杏仁。

③接通电源，按豆浆机上的"米糊"功能键打成米糊即可。

🥣 水果酸奶沙拉

材料： 木瓜 1/5 个，哈密瓜 1/6 个，西瓜 1/4 个，橙子 1 个，芒果 1/2
个，猕猴桃 1 个，葡萄 10 颗，酸奶 100g。

做法： ①将所有水果清洗干净。

②木瓜去皮去籽，切成小块；哈密瓜去皮去籽，切成小块。

③西瓜用挖球器挖成小球。

④橙子去皮，再切成 8 瓣。

⑤用水果刀顺着杧果核一侧对半切开，去掉外皮，再将芒果切成
小块。

⑥猕猴桃削去外皮，切成小块。

⑦将所有水果放入盘中，加入酸奶即可食用。

🥣 荠菜盒子

材料： 荠菜 20g，面粉 200g，韭菜 50g，虾米、水发木耳各 10g，鸡蛋 1
个，香油、盐适量。

做法： ①荠菜清洗干净，用沸水焯过，切成碎末；水发木耳及韭菜清洗
干净，切成碎末。

②将鸡蛋磕入碗中搅拌均匀，然后倒入热油锅中炒熟，用铲子拍
碎，盛入大碗中。

③虾米清洗干净，切成碎末。

④将所有食材一起放入大碗内，加适量盐、香油拌匀。

⑤和面，分剂，擀成薄饼皮。

⑥把馅摊在饼皮的一侧，用饼皮的另一半边盖住馅，并将边缘捏
紧，然后放入煎锅中煎熟即可。

🥁 苹果薯团

材料： 红薯 200g，苹果 200g。

做法： ①红薯清洗干净，去皮后切碎，用水煮软后捞出待用。

②苹果清洗干净，去皮去核后切碎，用水煮软后捞出待用。

③将煮软的红薯碎与苹果碎均匀混合，用模具压出造型，或戴手
套捏成团即可。

🥁 黑芝麻豆浆

材料： 黄豆 70g，黑芝麻 10g，水适量。

做法： ①黄豆提前一天用水浸泡。黑芝麻用水清洗干净。

②分别将黄豆和黑芝麻放入锅中小火烘焙，注意不要炒糊。

③将黄豆、黑芝麻放入豆浆机，加入适量的水打成豆浆即可。

🥁 杏仁枸杞银耳煲

材料： 荸荠 300g，银耳 1 朵，甜杏仁少许，枸杞适量。

做法： ①银耳用温水泡开，去掉黑根，清洗干净。然后用沸水汆烫，晾凉备用。

②甜杏仁去衣，放入沸水中煮 15 分钟，捞起后用清水浸泡半小时，然后沥干。

③荸荠清洗干净，削皮后切成薄片。

④将荸荠、甜杏仁放入砂锅中，加适量清水，开中火煲 1 小时。

⑤加入枸杞、银耳，再煲 10 分钟即可。

香莓果思慕雪

材料： 蓝莓 10~15 颗，黑莓 5~8 颗，香蕉 1 根，草莓 5~8 颗，椰丝适量，奇亚籽适量，酸奶 400g。

做法： ①将所有食材清洗干净。

②用黑莓、香蕉、奇亚籽、酸奶作为基底，放入破壁机，搅拌均匀。

③将②倒入杯中，加入椰丝和自己喜欢的水果即可。

红薯燕麦米糊

材料： 红薯 100g，燕麦片 100g。

做法： ①红薯清洗干净，去皮后切成小丁。

②燕麦片放入豆浆机，加入清水至上下水位线。

③加入红薯丁，启动豆浆机，按"米糊"功能键反复搅打、加热和熬煮。

④待豆浆机提示音响起即表示制作完成。

香蜜红薯

材料：红薯1个。

做法：①红薯洗净并切成小段，放入清水中浸泡10分钟，然后取出沥干。

②用烤箱或空气炸锅的烤红薯模式烤熟即可。

猕猴桃酸奶

材料：猕猴桃1个，原味酸奶1杯。

做法：①猕猴桃清洗干净，切成两半。

②用勺子挖出猕猴桃的果肉，放入酸奶杯中即可。

杏仁豆腐

材料：杏仁150g，牛奶200mL，鸡蛋1个，琼脂粉适量，白糖少量。

做法：①杏仁浸泡后剥去外皮，放入搅拌机，加水磨成糊。

②取出鸡蛋液，加少许水搅拌打散。

③锅中倒入2碗水，加入少量白糖，然后倒入鸡蛋液，待煮开后撇去浮沫，倒出一半晾凉，待用。

④把磨好的杏仁糊、琼脂粉、牛奶倒入锅中，不断搅动。

⑤待锅中的汁液搅拌均匀后，用细纱布过滤，去除残渣。

⑥将过滤后的汁液倒入盘内晾凉，等待凝结成细嫩的豆腐状。

⑦用刀把盘中凝结好的杏仁豆腐划成菱形块，将晾凉的另一半糖水缓缓沿盘边倒入，待豆腐漂起时即可食用。

烹饪贴士：口味上能接受的话，建议不加糖。

🥣 蓝莓燕麦奶昔

材料： 蓝莓 1 盒，牛奶 1 杯，燕麦适量。

做法： ①将蓝莓清洗干净。

②将蓝莓、燕麦和牛奶倒入破壁机，搅拌成汁即可。

美肤计划：
肌肤如何抗氧化

你遇到过下面这些情况吗？

不出太阳就不做防晒。

被"996"压得喘不过气，常常感到焦虑。

走在马路上，被呼啸而过的小汽车喷了一脸的尾气。

做一顿大餐犒劳自己吧，可付出的代价是面对恼人的油烟。

习惯性熬夜失眠。

……

毫无疑问，这些细节对我们都是有害的。无论是紫外线、环境污染，还是不良生活习惯，都会加速氧自由基的生成，促使身体各部位发生氧化反应，在皮肤上表现得尤为明显，会出现松弛、暗沉、皱纹等问题。要解决这些问题，就要做好抗氧化，皮肤护理越早开始越好。

了解自己的肤质是皮肤管理的基础

皮肤管理是一个系统的工程，如果不了解自己的皮肤，就算花了大价钱，也不一定有很好的效果。在科学地进行肌肤抗氧化管理之前，需要先弄清楚自己是什么肤质。

按照皮脂腺的分泌状况，皮肤可以分为油性、混合性、干性和中性。

· 第一类：油性皮肤

特点：油脂分泌旺盛

表现：脸部经常出油，皮肤毛孔粗大，容易长粉刺、青春痘（全脸油）

油性皮肤分泌的油脂能够保护肌肤，不容易过敏，相对不容易长斑，肌肤滋润，皱纹出现得也比较晚。但是油脂分泌旺盛，不代表皮肤屏障健康。

· 第二类：混合性皮肤

特点：T 区油脂分泌旺盛

表现：脸颊比较干燥，但是额头和鼻子经常出油（T 区油、两颊不油）

日常生活中，很多人都是这种混合性的皮肤。由于 T 区的皮脂腺分泌更加旺盛，常泛油光，在日常护理的时候也要更加注意 T 区的清洁问题。而干燥的脸颊则要注意保湿的问题。

· 第三类：干性皮肤

特点：油分和水分都相对不足

表现：脸部干燥紧绷、不出油，容易脱皮（全脸干）

干性皮肤的优点是不容易泛油光，皮肤细腻；缺点是容易长斑和长皱纹。

· 第四类：中性皮肤

特点：油脂分泌正常

表现：没有出油和干燥的困扰，洗脸后既不会感觉紧绷也不会脱皮

可以说，中性皮肤是人人梦寐以求的肤质。

除了上面四种肤质之外，还有一种特殊的肤质，那就是敏感肌。敏感肌和皮肤出油多少没有关系，而是由于皮肤屏障受损，常常表现为容易脱皮、泛红、瘙痒、刺痛，有时候会出现过敏反应。

一般来说，我们划分肤质，主要看面部皮肤出油多少。单看个人的话，不同的身体部位，肤质也是不一样的。如果给身体皮肤做一个简单的划分，大概可以分为三个区域。

⊙ **油性区域**：头、面部、前胸、后背。
⊙ **干性区域**：手背、小腿外侧、足后跟。
⊙ **中性区域**：其他部位。

现在你明白为什么脚后跟容易裂、小腿容易起皮、手容易干了吧？就是因为这些部位皮肤里的皮脂腺少，出油少。

人都是会变的。随着岁月的流逝和生活阅历的增加，曾经的帅气小伙变成中年大叔，不但身材发生变化、发型发生变化、喜好发生变化，就连皮肤也发生了变化。皮肤的厚薄、角质层功能、皮脂腺及汗腺的分泌情况，都会随着年龄的变化而表现出不同的特点。

青少年时期及之前：中性皮肤
⊙ 几乎所有人在青春期之前都拥有令人羡慕的中性皮肤，皮肤出油不多不少，刚刚好。

成年之后：各种肤质
⊙ 从青春期开始，每个人体内的激素水平会表现出差异，肤质也变得不一样。一般来说，男性体内的雄激素多，肤质比女性的更油一些。

从中年开始：逐渐变成干性皮肤
⊙ 进入中老年之后，皮脂腺及汗腺萎缩，皮肤出油逐年减少，意味着肤质会往中干性方向发展。

还有一个因素会影响肤质，那就是季节。相信很多人都有这样的体会，夏季皮肤比较爱出油，可是一到秋冬季节，皮肤却容易干燥。这是因为，夏天的时候，温度高、湿度大，刺激皮脂腺的分泌，油脂更容易通过受热张大的毛孔到达皮肤表面，于是我们能明显地感觉到皮肤油了。冬天的时候，温度低、湿度低，皮脂腺分泌油脂减少，由于毛孔遇冷收缩，油脂也不容易到达皮肤表面，于是我们感觉到皮肤干了。

总而言之，一个人的肤质并不是一成不变的。了解自己的肤质之后，接下来我们就可以有针对性地解决皮肤出现的问题了。

SECTION 2 精简护肤，选择合适的护肤产品

现如今，几乎每个女生的化妆台上都摆有一些瓶瓶罐罐，少则十几个，多则几十个甚至上百个；用到的护肤产品可能分为白天用的、晚上用的、用在眼睛上的、用在唇部的、用在脸上的，包括水、乳、露、霜、精华……你有没有想过，这些东西真的有用吗？

我们毕竟是凡人，如果把这么多东西都用在脸上，不但脸受不了，我们的钱包也可能承受不住。因此，精简护肤是有必要，一支清洁的洗面奶、一支保湿的润肤霜和一支防晒霜，其实就够了。

在选择护肤产品的时候，有三个原则是一定要牢记的。

⊙ 购买正规品牌的产品，拒绝"三无"产品

按照国家的相关法规规定，正规产品的包装上都必须印有生产商信息、生产日期和许可证号这三个信息。而所谓的"三无产品"，是

没有这些信息的。

碰到这种来路不明的产品，一定要提高警惕，哪怕推荐的人说得再天花乱坠，也不要轻易用自己的脸去冒险。尤其是那些号称七天内就可以快速实现美白的产品，很有可能添加了激素或含有重金属等违法违规的成分，一旦使用，尽管短时间内会出现"神奇"的效果，但时间长了，皮肤的问题可能会更多。

⊙ 不要一味地相信纯天然

有些商家为了迎合消费者的心理，打着"纯天然"的旗帜，让人误认为只有纯天然的才是最好的。其实不然。你仔细想一想，一瓶正常规格的润肤霜，使用期限怎么也得是三个月到半年，如果不做好防腐，产品不早就变质了吗？

⊙ 让你不舒服的产品坚决停用

如今，有的产品为了追求效果，会把某些成分的浓度加得特别高。为了自己的皮肤，我们要记住，只要抹到脸上感觉不舒服，就应该马上洗掉。如果出现痒、刺痛、发红等症状，及时去正规医院，诊断具体是什么问题。

护肤品的品牌和产品那么多，究竟该买哪一种呢？如果你不想在这件事上花费太多的时间和精力，那么就遵从六个字的原则：大品牌，老产品。经典品牌经过时间的考验和市场的筛选，保留到现在，说明确实是好东西。要知道，虽然市场的潮流在不断地改变，可人的皮肤结构和功能是不会变的。无数前辈已经帮我们验证了这些产品的功效，可以放心选择。

_{SECTION}
3 适当清洁，掌握正确的洗脸方法

皮脂腺就像一台不知疲倦的发动机，会源源不断地分泌油脂，这些油脂会通过毛囊皮脂腺导管来到皮肤表面。当皮肤表面的油脂和汗液结合之后，会形成一层薄薄的皮脂膜，这层皮脂膜既是皮肤屏障的组成部分，可以阻挡外界环境对皮肤的刺激，又能对我们的皮肤起到滋润的作用。因此，保护好皮脂膜，就可以保护好我们皮肤的屏障，减少外界环境的伤害。

洗脸是最基础的护肤动作，也是保证皮肤维持良性状态的前提。说到洗脸，很多人的想法很简单，洗就对了，挤出洗面奶后在脸上一顿猛搓。还有的人讲求天然，认为要想减少对皮肤的伤害，就只需要用清水冲一冲就行了。洗脸看起来是小事，很多人却没有做到位。大部分人虽然知道洗脸的重要性，可是并不知道如何正确地洗脸。

你是怎么洗脸的呢？下面这些关于洗脸的误区，你中招了吗？

⊙ 洗脸就只洗脸，忽略了洗脸之前的准备工作

可能绝大多数人打开水龙头的时候，就会直接用手把水撩到脸上，却忽略了重要的一个步骤，那就是把手洗干净。尤其是现在，周围的环境可能存在各种病毒和污染物质，如果不好好洗手，病毒和污染物质就有可能通过口腔或鼻腔进入体内，增加被病毒感染的风险。

因此，洗手是洗脸之前必要的一步。

⊙ 只有深层清洁，才能彻底带走毛孔里的"垃圾"

"皮肤不好，就是没有做好清洁"，相信很多人都听过这样的说法。有的人为了清除藏在皮肤里的"垃圾"，左手洁面仪，右手磨砂膏，每次洗脸都用，越用越猛。其实，皮肤哪里有那么多"垃圾"需要去除呢？经常使用洁面仪或磨砂膏等深层清洁产品，容易对皮肤的角质层造成较大的伤害，损伤皮肤屏障，甚至可能引发皮肤的炎症反应。

⊙ 冷热水交替，皮肤会更干净、紧致

物理学告诉我们，热胀冷缩。有的人移花接木，将这个原理套用在洗脸上：先用热水冲一冲，将毛孔打开，带出皮肤里的垃圾；再用冷水冲一冲，让毛孔收缩，这样皮肤就更紧致了。难道这样不对吗？

事实上，毛孔不受肌肉控制，也没有温度感知系统，并不会随着温度的变化而改变大小。也就是说，毛孔并不会"热胀冷缩"。

也有的人习惯用冷水洗脸，或者是习惯用热水洗脸。到底应该用什么水洗脸呢？最好是用温水。现在，大多数人家里都装有混水龙头，既可以出热水也可以出冷水，洗脸的时候，可以将水温调为接近体温的温度，然后用流水冲洗。

⊙ 卸完妆后还用洗面奶洗一遍

很多人用卸妆产品卸完妆后，还会用洗面奶再洗一遍，以为这样相当于上了"双保险"，才够干净。其实过度卸妆对皮肤也会造成伤害。

如果是卸淡妆，可以选用卸妆水或者是卸妆乳；如果是卸浓妆，可以选择清洁力度强一点的卸妆油；眼唇部分则最好使用眼唇专用卸妆产品。

卸妆时，尽量少用化妆棉来擦拭脸部，因为这种物理摩擦会刺激皮肤，带来损伤。卸完妆后，可以用温和的洁面产品，也可以就用清水洗干净，不必再用洗面奶等清洁产品。否则容易造成过度清洁，削弱皮肤的屏障功能。

绝大多数防晒产品，直接用洗面奶洗掉就行了，不必再使用卸妆产品。如果是涂了超防水的防晒霜，可以使用卸妆产品。

之所以每天都要洗脸，目的是清除脸上的水溶性污垢和脂溶性污垢。

⊙ 水溶性污垢：空气中的灰尘等。
⊙ 脂溶性污垢：皮肤多余的油脂等。

我们在洗脸的时候要谨记温和且适度的原则，既保证清除皮肤表面多余的油脂及污垢，又不过度清洁而损伤皮肤屏障。

如果你是油性或混合性皮肤，这样的皮肤具有一定的耐受性，可以选择清洁力稍强一些的洁面产品，早晚各洗一次脸，以感觉清爽、舒适为宜，拒绝紧绷感；而如果皮肤是干性、中性，或者是敏感肌，那就用温水洗脸，也可选择温和、刺激性小的洗面奶洗脸，一般建议每晚用一次。

正确的洗脸流程，一般来说是这样的。

⊙ 用温水打湿脸部皮肤。
⊙ 将洁面乳挤在手心，黄豆大小即可。
⊙ 用手轻轻揉搓洁面乳，搓出泡沫后在脸上打圈按摩1~2分钟。
⊙ 用清水洗掉脸上的泡沫，然后用毛巾或棉柔巾轻压面部（不是擦或者搓），吸干多余的水分。
⊙ 及时涂抹乳液、面霜等保湿产品。

掌握了正确的方法，洗脸这件小事并不难。只有合理清洁、正确洗脸，才能让皮肤屏障发挥正常的作用。

保湿维稳，满足皮肤的基本需求

保湿是日常护肤的基本需求。做好保湿，不但可以帮助皮肤维持正常的屏障功能，还有助于缓解和改善一些皮肤疾病，比如湿疹、银屑病等。不过关于保湿，人们也常常存在几个误区。

⊙ 勤洗脸多洗澡，皮肤就能更水润

很多人觉得脸上干了、身上干了，就去洗脸或者洗澡。的确，每次洗完脸或者洗完澡后，都会觉得自己的皮肤变好了，其实这是"回光返照"，过一会儿皮肤又会"干干的"。

实际情况是，如果洗得太勤，只会破坏皮肤表面的皮脂膜，导致皮肤的锁水能力下降。

⊙ 补水喷雾不离身，保湿面膜天天敷

喷雾和面膜都只能暂时补充皮肤所缺的水分，它们补充的水分停留在皮肤表面，很快就会蒸发，而这个过程甚至可能带走更多的水分，导致皮肤"越喷越干、越敷越干"。

⊙ 多喝水，从内到外给皮肤"补水"

水对于人体的新陈代谢有着重要的作用，每天喝1500~2000mL的水就能够满足人体的生理需要。如果大量喝水，会给肾脏带来很大的负担，破坏正常运转，反而对新陈代谢造成不好的影响。

要做好保湿，做到下面两步就可以了。

·第一步：抓住保湿黄金时间

抓住洗完脸、洗完澡后的3分钟，是充分保湿的关键。在这个时间段，皮肤表层进入了少量水分，如果及时使用具有保湿效力的护肤品，就可以有效地锁住水分。

·第二步：不盲目使用护肤品

讲到保湿，很多人的脑子里会蹦出一长串产品，像保湿水、化妆水、肌底液、精华液、保湿乳、保湿霜等等。我们需要用全套产品，才能做好保湿吗？事实上，不管是保湿水还是保湿霜，又或者其他类型的保湿产品，主要作用都是调节皮肤的水油平衡问题。

一个问题，需要使用多个类型的产品去解决吗？显然是没必要的。如果你用某一个产品就能够调节皮肤的水油平衡，那么就用这一个就行了，并不需要把所有类型的产品都用一遍。

就拿保湿水和精华液来说，它们的作用有一部分是相同的，比如说保湿水里面的水分多一些，甘油等其他的保湿成分少一些，用保湿水的话主要是给肌肤补充水分；而精华液中甘油、透明质酸等吸湿剂成分比较多，用了之后可以把周围环境中或者是皮肤深层的水分吸附到角质层来。这样看来，精华液可以取代保湿水，没必要两个同时使用。

不同的保湿产品有不同的特点，但对于我们的皮肤来说，重点就是看缺什么。

对于干性皮肤的人来说，皮肤既缺水又缺油，那么可以先用一些保湿水或者精华液（二选一）来补充水分，然后用一层含酯类成分较多的保湿霜。

对于油性皮肤的人来说，本身皮肤的油脂分泌就很旺盛，在这种情况下，只需要一个能锁住皮肤水分的保湿乳就行了。有一些所谓"大油田"皮肤的人，可能使用保湿乳都会觉得有点油腻，尤其是夏天的时候，那么就只需要涂上一层精华液。

综合起来说，我们需要根据自己皮肤的情况来灵活选择保湿产品。最重要的一点是：尊重自己皮肤的感受，以实际使用情况来判断。

5 防晒不能忘

前文提到，随着年龄的增长，会出现一系列衰老表现，包括自然衰老和光老化。虽然说没有阳光就没有生命，但是我们每天接触的阳光也在时时刻刻给我们带来损伤。太阳光的组成非常复杂，其中的紫外线是个非常厉害的东西，它能产生自由基，从而加速人体的氧化过程，不仅会让皮肤变黑、失去光泽，还会产生皱纹。

我们看到的最惊人的案例，莫过于一张六七十岁司机的照片，这位司机长期暴露在阳光下，从照片上来看，他经常被阳光照射的左脸留下了明显光老化的痕迹，而靠近车内、避免阳光照射的右脸相对更符合自然老化。这张照片一度掀起了防晒的热潮。

防晒到底是防什么？狭义上来说，防晒就是指防紫外线。按照波长的长短，紫外线分为长波紫外线（UVA）、中波紫外线（UVB）和短波紫外线（UVC）。短波紫外线的波长特别短，一般无法到达地球表面，而长波紫外线和中波紫外线却能够穿过大气层到达我们地球表面。中波紫外线会损伤我们皮肤的表皮，长波紫外线能够破坏真皮里的纤维组织，这两种紫外线会使我们的皮肤趋于老化，形成皱纹。

防晒是皮肤抗氧化最关键的一步。我们说的防晒，主要就是防长波紫外线和中波紫外线。

⊙ 硬防晒

指用防晒伞、防晒帽、防晒衣、太阳镜等工具来直接阻挡紫外线。

优点：可以随时遮挡阳光。

缺点：不管是室内还是户外，我们几乎是被紫外线立体包围着的，而伞、帽子等工具只能遮挡一定角度阳光的直射，无法遮挡地面或水面反射的光。另外，防晒伞等工具也比较占地方，外出时携带不太方便，也容易丢失。

选择防晒伞时，建议挑选用厚实、不透光的布料制成的。一般来说，涤纶面料的防晒伞，防紫外线的效果好一些。如果伞的内层涂有黑胶材质，能更好地抵御紫外线，也能起到不错的隔热作用。防晒伞的防晒指数通常采用 UPF（紫外线防护系数）的标识，UPF 值大于 50 的遮阳伞可以满足我们正常生活的需要。

深颜色的衣服更防晒，在挑选防晒衣时，也要尽量挑选 UPF 值大于 50 的产品。那么，如何选择防晒帽和太阳镜呢？太阳镜可以选择灰色系镜片的，防晒护眼的效果最好；防晒帽则建议选择遮盖面积较大、密织帽檐的。

⊙ 软防晒

指涂抹防晒霜、防晒喷雾等。

优点：能更好地贴合皮肤，全方位防护被涂抹的部位。

缺点：讲究涂抹方式，如果涂抹方式不对，就没有什么效果。由于防晒霜是直接接触皮肤的，再加上每个人的肤质不一样，选购产品时要注意是否适合自己。

怎么选择防晒霜呢？首先要弄清楚防晒标志。

我们通常可以在防晒霜的包装上看到两种数据，一个是 SPF，一个是 PA。SPF（Sun Protection Factor）意思是防晒指数，指皮肤阻挡 UVB 的时间倍数。

SPF 是怎么来的呢？用机器产生的 UVB 照射人体，分别测量不使用防晒霜和使用防晒霜之后，皮肤被晒出红斑的时间是多少。然后计算使用防晒霜后晒出红斑的时间是不使用的多少倍，SPF 就是多少。SPF 后面的数字越大，能够为皮肤抵御晒伤的时间就越长。

举个例子，不用防晒霜的时候，皮肤被 UVB 照射 10 分钟后会出现红斑；使用防晒霜之后，皮肤被 UVB 照射 150 分钟后出现了红斑，150/10=15，那么这款防晒霜的 SPF 就是 15。

PA 则和 UVA 相关，它指的是皮肤变成深色（Persistent Pigment Darkening，PPD）的时间，测量方法和 SPF 相似。PA 后面的 "+"

越多，防护 UVA 的能力就越强。

知道了防晒标志的含义，我们又怎么根据它们来挑选合适的防晒霜呢？主要看天气。晴天的时候，要选择防晒倍数最高的，如 SPF50+ 或 PA++++ 以上。日常的防晒则可以选择 SPF 值位于 30~50 的防晒霜。

如果每天都认真地涂了防晒霜，但还是发现自己晒黑、晒伤了，那是怎么回事？可能是以下几个原因造成的。

·防晒不全面

很多人只有夏天才会用防晒霜和使用防晒伞等工具，还有一些人是在出大太阳的时候防晒，至于其他的季节或者阴天等天气，就觉得没有防晒的必要。这个想法是不正确的，并不是说我们看不到大太阳，紫外线就不存在了。即使在阴天的时候，云层过滤了一部分紫外线，还是有大部分紫外线会照射到地球表面，河面、湖面、路面、草地、建筑物的墙面等等都可以反射紫外线，让人类根本无处遁形。因此，长时间在户外活动，要注意防晒。

·没有涂抹足够的防晒霜

正常情况下，就脸部而言，应该涂抹一元硬币大的防晒霜，如果涂少了，有的地方没有覆盖到，防晒效果自然不好。不过，具体的量因人而异，脸大可以多涂点，脸小则少涂一点。夏天的时候，裸露的皮肤较多，要记得涂抹所有会被晒到的位置。

· 没有及时补涂

补涂防晒霜也是防晒的关键。现在市场上有很多具有防水防汗功效的防晒霜，很多人认为涂了这样的防晒霜之后就万无一失了。

其实，不管防晒霜是不是防水防汗的，由于我们表情的变化、手指的触碰等，原本涂在脸上或身体上的防晒霜会变得不均匀，就会让紫外线有机可乘。所以说，如果需要长时间暴露在炽热的阳光下，最好隔 1~2 小时补涂一次防晒霜，每次约使用一元硬币体积的量。

究竟是选择硬防晒还是软防晒，比较科学的方法是参照"紫外线指数"（一般手机中的"天气"App 都能查到），根据当天的数值来选择合适的防晒方式。

⊙ 当紫外线指数 ≤ 2：不需要防晒（室外的环境下，这个数值并不常见）。

⊙ 当紫外线指数为 3~4 时：戴防晒帽、太阳镜。

⊙ 当紫外线指数为 5~6 时：戴防晒帽、太阳镜，涂抹 SPF30+防晒霜。

⊙ 当紫外线指数 ≥ 7 时：建议少外出，如果无法避免的话，可以采用软硬结合的方式，既涂防晒霜也穿戴好防晒用品，并且尽量让自己处于阴凉的位置，避免直接暴露在紫外线下。

最后再说一说晒后修复。夏天的时候，每次出门都是一场"烤"验，并且很难保证每次都能将防晒做得十分到位。万一被晒红、晒伤了，怎么办呢？

如果晒后皮肤出现潮红、肿胀的情况，要及时采用物理降温、补水保湿等补救措施。同时，还可以多吃水果和蔬菜，或者适当使用一些具有镇静舒缓作用的保湿面膜，有必要的话，也可以在医生的指导下补充维生素 C 和维生素 E 等抗氧化剂。如果是严重晒伤，及时就医才是硬道理。

SECTION

6 如何拯救毛孔

毛囊在皮肤表面的开口，就是毛孔。我们平时喝奶茶的时候，吸管插在杯子里，吸管就相当于汗毛，插吸管的洞就是毛孔。

有的人鼻翼两侧或者额头等位置的毛孔会比较明显，虽然摸起来并不会有凹凸不平的感觉，但是会让皮肤显得不光滑。为了让自己看起来更完美一些，越来越多的人开始关心毛孔问题。

我们首先要弄清楚，为什么毛孔会这么大？其实，毛孔的大小是由多方面因素决定的。

• 先天因素

每个人的肤质不一样。油性皮肤的皮脂腺功能亢进，也就是分泌的油脂多一些，相对应的，输送油脂的管道也粗一些。所以我们往往会看到，越油的皮肤，越容易毛孔粗大。而且，因为总有油脂源源不断地通过毛孔输送，久而久之，油脂也容易堵在毛孔内部，形成粉刺（甚至痘痘）。

·护肤不当

如果护肤方式不恰当，比如卸妆不干净、经常挤粉刺等等，都会刺激皮肤，造成毛孔粗大。还有的人喜欢用鼻膜，可是在撕拉的过程中，虽然带走了一部分粉刺，也带走了一部分角质，使得皮肤的角质层越来越薄，这样毛孔也越来越明显。

·防晒不到位

如果不做好防晒，让紫外线破坏皮肤的 DNA，皮肤的功能也会受到损伤。

·不良习惯

长时间睡眠不足、爱吃辛辣油腻的食物、经常性焦虑等因素会影响皮脂腺的分泌，进一步加剧毛孔粗大的问题。

虽然从本质上来说，毛孔粗大算不上皮肤疾病，我们可以不管它。但是针对这些导致毛孔粗大的因素，我们还是得想办法控制和调整的。

·调整生活习惯

避免熬夜、吸烟、喝酒等容易带来氧化应激的不良习惯，多吃新鲜的瓜果蔬菜，及时补充体内维生素等抗氧化物质及其他营养的含量，维护和增强皮肤的屏障功能和生理功能。

·改变护肤方式

做好适度清洁，如果清洁不及时，细菌和微生物容易在皮肤表面堆积；清洁过度则容易刺激皮脂腺的分泌，造成毛孔越洗越大的恶性循环。

与此同时，要避免用粉底液等来遮盖毛孔，这样容易封闭毛孔，促进了毛孔内部厌氧菌的繁殖。

·认真防晒

减少紫外线等外界刺激给皮肤带来的损伤。

必要的时候，可以到医院咨询专业的医生，开具抑制皮脂腺分泌、抗炎、抑制皮肤表面菌群等类别的药品，或者在医生的指导和建议下，用一些含有水杨酸、果酸等成分的护肤品来改善皮肤的状态。

SECTION

7 不容忽视的眼部问题

纵观一个人的身体，眼睛是最容易泄露年龄的部位。眼周的肌肤最娇嫩，一旦开始衰老，最容易显现出来。熬夜、压力、情绪、紫外线等因素也很容易引发黑眼圈、眼袋、细纹、鱼尾纹等眼部问题。因此，要做好肌肤的抗氧化，眼部问题不容忽视。

我们先说黑眼圈。在这个世界上，没有谁可以完美地驾驭黑眼圈，除了大熊猫。哪怕一个人精力再旺盛，只要有黑眼圈，也会容易给人一种很疲惫的感觉。

对于黑眼圈，很多人都存在误区。

误区一：黑眼圈都是熬夜得来的

⊙ 事实上，尽管有些人作息规律，晚上很早就睡觉了，黑眼圈却紧紧跟着；有些人即使天天熬夜，也没有黑眼圈。

误区二：只要涂了眼霜，黑眼圈就会消失

⊙ 黑眼圈的形成原因多种多样，如果是因为色素沉着而出现黑眼圈，那么含美白成分的眼霜的确可以起到改善和缓解的作用。至于其他原因导致的黑眼圈，眼霜不一定有效。

说到这里，我们有必要了解一下黑眼圈是怎么形成的。除去遗传因素和疾病因素，形成黑眼圈的原因主要有以下几个。

· 睡眠不足

如果一个人长期睡眠不足，眼部得不到充分的休息，眼周的血液循环就会变差，血管中的含氧量下降，血流速度变慢，导致静脉血滞留在眼周，再加上静脉血的颜色较暗，就会形成黑眼圈。

· 缺乏维生素 C、维生素 E

第一章里面已经介绍过，黑色素的形成是一个氧化反应——外界刺激（尤其是紫外线）激活皮肤中的酪氨酸酶，与血液中的酪氨酸发生氧化反应，产生多巴，释放黑色素。维生素 C 和维生素 E 可以抑制多巴氧化，如果缺乏这两种物质，黑眼圈可能越来越严重。

· 防晒不到位

日光中的紫外线可以直接作用于黑色素细胞，诱发氧化反应，形成黑色素，透过眼周皮肤表现出来就是黑眼圈。

一般来说，由于黑色素生成过多和代谢不足而出现的黑眼圈，称为色素型黑眼圈；由于血液滞留而使得血管的青紫色透过眼周皮肤呈现出来，称为血管型黑眼圈。还有一种结构型黑眼圈，是由于眼周皮肤的老化松弛而形成了泪沟，在光线的照射下产生了阴影。

针对不同类型的黑眼圈，需要采取不同的方法来缓解和治疗。

· 血管型黑眼圈

①保证充足的睡眠，改善眼周血液淋巴循环。

②局部可以用蒸汽眼罩热敷

③根据医生的建议采取微创手术或激光治疗。

· 色素型黑眼圈

①纠正不良的护肤、化妆习惯，使用含有维生素 C、烟酰胺等可以减少黑色素合成或改善血液循环的护肤品或食品。

②注意防晒，减少黑色素的沉积。

③严重的时候可以在医生的建议下采用皮秒激光治疗。

· 结构型黑眼圈

①针对相对较轻的凹陷的泪沟，可以用医美进行局部填充，比如自体脂肪、胶原蛋白、玻尿酸填充。

②如果同时存在眼袋的情况，需要配合手术的治疗。

眼部衰老的另一个表现就是眼袋。除去遗传因素，眼袋的形成更多的是由于人的自然衰老，护肤等方式可以在一定程度上缓解，但没有太大的作用。通常来说，更有效的解决办法就是手术治疗。

科学看待医美

想让皮肤变好，究竟有没有更快速的方法呢？这里就不得不提到当下被越来越多人所接受的一种技术——医美。

简单来说，医美就是医学美容，主要是运用手术、药物、医疗器械以及其他具有创伤性或者侵入性的医学技术方法，对人体和面貌进行修复和重塑。

现如今，有很多种不同的医学美容的方法，有些技术已经相当成熟了。下面介绍四种主流的医美技术。

⊙ 焕肤

焕肤就是大家熟知的"刷酸"，这是一种化学手段，在医学上被称为"化学剥脱术"。术语听起来有点可怕，但说白了，也就是利用特定的酸性溶液，让皮肤脱下弄脏了的"外套"。事实上，如果操作得当，这种剥脱是很安全的，它会加速新陈代谢，让皮肤启动修复程序，长出更细嫩的新皮。

由于刷的"酸"的种类、浓度不同，焕肤的深度也不一样。我们常常听到的有果酸、水杨酸、复合酸。

·果酸

果酸主要来源于水果或酸奶，是多种有机酸，包括乳酸、甘醇酸、苹果酸、柠檬酸、杏仁酸等。果酸的分子结构简单、分子量小，容易被皮肤吸收，进入皮肤的角质层，使堆积在皮肤表面老化的角质形成细胞脱落，这样皮肤就会恢复光泽。

对于皮肤暗黄、粗糙、水油不平衡、痤疮炎症较重的人来说，果酸焕肤不失为一种比较好的治疗手段。

·水杨酸

相信你一定听过水杨酸的大名，在爽肤水、水乳、面霜等护肤品的成分表里，我们常常能看到它的身影。

1997 年，美国皮肤外科医学杂志上刊登了一篇文章，声称 30% 浓度水杨酸的焕肤效果显著，能够有效对抗色斑、皱纹、毛孔粗大等衰老问题。此文一出，水杨酸成了"美肤宠儿"，人们都把目光聚焦在它的身上。如今，水杨酸焕肤已有超过二十年的历史，很多护肤品牌的"当家花旦"就是含有 2% 浓度水杨酸的产品。

水杨酸是从水杨树皮、柳树皮等植物表皮中提取出来的，具有杀菌、抗炎、调节角质等特点，不但可以淡化色素沉着，还可以促进皮肤屏障功能的修复。

与果酸不同的是，水杨酸属于亲脂性酸，可以深入毛孔深层，改善毛孔阻塞。

普通的水杨酸不能溶于水，只能乳化后做成乳液或者膏体，使用起来不清爽。而它的"亲戚"超分子水杨酸就不一样了。相对于普通水杨酸，超分子水杨酸可以有效地将水杨酸溶解于水中，减少了对皮肤的刺激，使用起来更加舒爽、温和，受到了越来越多爱美者的追捧。

• 复合酸

顾名思义，就是将不同作用机制的酸复合后使用。这样联合治疗的方式，能够使分子渗透得更快，在医学上已经证实，对于痤疮、黄褐斑等色素失调性疾病都是有效的。

刷酸看起来很简单，但实际操作的时候，必须对剥脱剂的化学性质和作用机制有详细的了解，才能明白应该选择什么酸来治疗哪些皮肤疾病或者改善哪些皮肤问题，因此，最好在专业医生的指导下进行，不能轻易自行尝试。在刷酸的过程中，还有一些需要特别注意的地方。

⊙ 每次刷酸间隔 2~4 周不等（具体的时间需要根据自身恢复情况来定），一个疗程进行 5～6 次。
⊙ 治疗结束 24 小时后，可以适当淡妆，建议使用矿物粉底。

⊙ 刷酸后的防晒是非常重要的，可以减少炎症后色素沉着的
发生。建议采用"软防晒＋硬防晒"的方式来抵抗紫外线。

⊙ 焕肤过程中以及术后，皮肤可能出现刺痛、灼热等不适的
反应，也可能出现红斑，为了减少对皮肤的刺激，术后1~2
周最好使用比较温和的保湿类护肤产品。

⊙ 注射

目前最常见、最流行的是注射肉毒素，可以有效地改善皱纹。

美剧《欲望都市》中，女主角萨蔓莎贡献了一个金句——"比起
爱情，我更相信肉毒素，因为它每次必定有效。"这句话泄露了很多
人的美丽秘密。

肉毒杆菌是一种毒性很大的物质，它可以产生七种类型的神经毒
素，分别被命名为 A、B、C、D、E、F、G。其中，A 型肉毒素具有
很强的神经毒性，但是它易于提炼和保存。

1979 年，A 型肉毒素被美国批准用于治疗肌张力障碍所引起的
斜视、痉挛性斜颈等疾病。1986 年，加拿大眼科医师琼·卡拉索在
给患者治疗眼睑痉挛的过程中，意外地发现了 A 型肉毒素的除皱作
用。从那以后，A 型肉毒素被广泛地用于美容领域。

肉毒素可以阻断神经和肌肉的信号传递，让肌肉麻痹，抑制肌肉
收缩。具体来说，肉毒素主要有以下这些作用。

⊙ 消除或减少皱纹。

⊙ 瘦脸、瘦肩、瘦腿。

⊙ 面部提升，特别是提升下颌缘。

⊙ 减少腺体分泌，可治疗腋臭、多汗症。

作为一种剧毒物质，虽然肉毒素用作美容时的剂量极其微小，但是如果使用不当，也会给人带来一些损伤或者危害。

⊙ 注射剂量越大，对肌肉的抑制作用就越强，那么表情肌肉就会僵硬，成为"僵尸脸"。

⊙ 如果使用不当或反复长期使用，可能会造成永久性的肌肉瘫痪或肌肉坏死。

不是每个人都适合打肉毒素。以下几种人不建议使用。

⊙ 处于妊娠或哺乳期的女性。

⊙ 以面部表情为职业的人员，如演员等。

⊙ 对药物或其任何成分有过敏反应的人。

⊙ 患有神经肌肉系统疾病及其他相关疾病的人。

要保障最大的安全，需要在正规的医疗机构进行治疗。

⊙ 激光

在很多皮肤疾病的治疗中，激光是重要的选择方案。就医美而言，激光绝对是"扛把子"，激光可以美白，激光可以祛斑，激光还可以抗老化……激光就好比用光做的无形手术刀，通过一些光热、光化学、光机械的方法对皮肤的结构产生作用，让皮肤问题得到一些改善。

> ⊙ 超皮秒激光：适用于去除文身、文眉以及各类色斑。
>
> ⊙ 点阵激光：适用于治疗各种疤痕和毛孔粗大，还可以用来祛除妊娠纹。
>
> ⊙ 强脉冲光：也就是"光子嫩肤"，适用于改善肌肤暗沉、色斑及收缩毛孔。
>
> ⊙ 热拉提和热玛吉：适用于祛除皱纹和全脸提升，有助于改善皮肤老化。
>
> ⊙ RF 射频激光：适用于祛除轻、中度皱纹，改善肤质，提升面部。

看上去，激光似乎是万能的。但真的是这样吗？当然不是，世界上没有十全十美的人和事物。激光虽然在一定程度上可以改善一些皮肤问题，但是它也会给皮肤带来损伤。

激光手术，常见的不良反应及并发症有以下这些。

⊙ 皮肤红肿、发热。

⊙ 皮肤干燥紧绷、敏感性增高。

⊙ 痤疮爆发，也就是常说的"爆痘"。

⊙ 继发感染。

……

⊙ 填充

简单来说，就是从外部注射填充物，把松弛和塌陷的皮肤支撑起来。现在最主流的填充物有自体脂肪、胶原和透明质酸，或者说玻尿酸。

自体脂肪的最大优势在于来源广、存在时间长。一般来说，一个人只要不是特别瘦弱，在身体其他部位取一些脂肪用于面部填充还是很容易的。而且，填充的脂肪一旦存活了，就会永久性地存在，不会被降解，因此效果还是挺不错的。自体脂肪移植的缺点则在于，不论是从身体其他部位吸脂，还是将脂肪填入面部特定部位，都会造成一定的创伤，因此术后也需要一定的恢复期。

与自体脂肪填充形成对比的是，玻尿酸填充具有立竿见影的效果，不需要恢复期。但玻尿酸填充的缺点则是会被身体降解，不能永久性存在，如果想保持效果的话，必须重复注射才行。

虽然医美是一种相对安全的治疗方法，但是它毕竟属于医疗行为，如果确实有必要通过医美来解决皮肤的问题，应该选择正规医院的皮肤科、整形科或医疗美容科，由具有专业资质的医生进行评估和操作，而不是去找美容院，更不能在家里自行尝试，否则，美容不成，反而还可能"毁容"。

最后要强调的是，日常生活中，一定要做好"清洁""保湿"和"防晒"，这三件事才是让皮肤维持良好状态最经济实惠的方式。

祝亲爱的你们看完这本书，

有好身材，好皮肤，好发质，好体质。

愿你慢慢变美。

图书在版编目（CIP）数据

抗氧化 / 陆雅坤主编 . —— 南昌：江西科学技术出版社，2023.6

ISBN 978-7-5390-8548-7

Ⅰ.①抗… Ⅱ.①陆… Ⅲ.①保健－基本知识 Ⅳ.① R161

中国国家版本馆 CIP 数据核字 (2023) 第 058869 号

国际互联网（Internet）地址：http://www.jxkjcbs.com
选题序号：ZK2022340

监　　制 / 黄　利　万　夏
项目策划 / 设计制作 / 紫图图书 ZITO®
责任编辑 / 魏栋伟
特约编辑 / 路思维
营销支持 / 曹莉丽
纠错电话 / 010-64360026-103

抗氧化

KANG YANGHUA

陆雅坤 / 主编

出版发行　江西科学技术出版社
社　　址　南昌市蓼洲街 2 号附 1 号　邮编 330009
　　　　　电话：（0791）86623491　86639342（传真）
印　　刷　艺堂印刷（天津）有限公司
经　　销　各地新华书店
开　　本　710 毫米 ×1000 毫米　1/16
印　　张　13
字　　数　133 千字
版　　次　2023 年 6 月第 1 版　2023 年 6 月第 1 次印刷
书　　号　ISBN 978-7-5390-8548-7
定　　价　55.00 元

本书方法仅供参考，不能作为医疗诊断证据，

如有不适症状，请及时就医。